JN423122

의예과생과 나누고 싶은 99가지 이야기

의사의 미래,
의예과에 달려 있다

의예과생과
나누고 싶은
99가지
이야기

의사의 미래 의예과에 달려 있다

김형태

전북대학교
출판문화원

글을 시작하며

두 아들이 의예과와 의학과를 다니는 동안, 나는 나의 의예과와 의학과 시절을 되돌아보게 되었다. 나는 의예과 시절을 어떻게 보냈는가? 하는 질문과 함께 말이다. 지금 국내 의과대학의 교수나 병원에서 일하는 의사들은 나와 비슷한 경험과 기억들을 갖고 있지 않을까? 하는 생각이다. 이런 생각을 하던 중 두 아들의 의과대학에서의 시간들이 훌쩍 지나가 버렸다. 아들들의 의예과 시간들은 내가 학교 업무 등으로 인해 개인적으로 무척 바쁜 때였고, 또한 타 지역에서 학교를 다니는 두 아들의 삶을 멀리서 볼 수밖에 없는 상황이었다. 더구나 아이들의 삶에 간섭을 하지 않는 나의 성격 때문에 두 아들의 의예과 2년은 더욱 빠르게 지나가 버렸다.

그 시기는 각 의과대학들이 의학전문대학원 제도에서 다시 의과대학으로 되돌아가려는 결정을 해야 하는 시점이기도 했다. 당시에 나는 많은 교수들과 의예과 교육과정 개발에 대한 수많은 이야기를 나누었지만, 의예과의 중요성에 대해 내가 생각하는 것과는 거리가 있었다. 학생을 가르치는 교수들마저도 의예과에 대한 생각들이 많이 달랐다. 어쩌면 우리와 비슷한 시기에 의대를 다닌 수많은 의사들(교수를 포함한)이 의예과에 대해 어떤 생각이나 기억들을 갖고 있는지 미루어 짐작해 볼 수 있는 기회이기도 했다.

일부 교수는 "유급을 많이 시키면 모든 것이 해결돼!"라는 답변까지 한다. 당시에 나는 큰 충격을 받았다. 나는 의예과생들이 생물학이나 물리학, 유기화학 등에서 A학점을 받기를 원하는 것이 아니다. 일반 학과들과 마찬가지로 상대평가가 적용되는 의예과의 경우, 어차피 A학점은 30%의 학생들만 받는다. A학점과 B학점을 합하여도 60%(대학마다 조금씩 차이는 있다)를 넘지 못한다. 어차피 C학점도 있고, D학점도 있다. 나의 고민은 "학생들이 학점 취득보다는 바로 의사로서 살아가는 데 필요한 역량을 의예과를 통해 갖출 수 있느냐?"에 있었다. 가깝게는 본과(의학과)에서의 학습에 대한 것이겠지만, 궁극적으로는 의사로서 살아가면서 갖추어야 할 역량의 기초를 의예과 기간을 통해 얻는 것이다. 왜냐하면 의예과의 교육이 본과에서의 학습뿐만 아니라 평생교육으로 이어져야 하기 때문이다. 최근 들어 많은 의과대학이 인문사회의학을 강조하며, 수많은 자연과학 계열 과목 속에 인문사회의학을 넣은 커리큘럼을 운영하려고 노력 중이다. 왜 이런 노력을 하겠는가? 단지 의과대학의 평가인증을 위한 것은 아닐 것이다. 또한 평가인증에서 왜 요구하겠는가?라는 본질적 질문을 던져 본다면 답은 쉽게 도출된다.

그동안 블로그에 써 두었거나 여기저기에 메모를 해 두었던 글들을 모아 책자로 정리해 보기로 했다. 왜냐하면 두 아들이 2년이란 시간의 의예과 과정을 보내는 모습이 너무나 달랐기 때문이다. 두 아들의 이야기를 쓰려는 것은 아니다. 두 아들의 의예과 시간들을 지켜보면서 의학을 가르치는 교수 입장에서 의예과에 대한 나의 생각을 정리해 보고자 하는 것이다.

이렇게 책으로 펴내는 이유는, 의예과 과정이 의사의 미래를 좌우한다는 것이 나의 확고한 신념이기 때문이다. 글을 쓰다 보니 현재의 문제점을 지적하거나 또한 강조하고 싶은 내용으로 인해 다소 부정적으로 표현된 부분도 있다. 이 부분에 대해 너무 일반화하지는 말아 달라고 당부한다.

이 책을 펴내게 된 동기를 부여해 주고 도와준 두 아들에게 감사의 말을 전한다.

2016년 3월 1일

김 형 태

목차

1장
의예과, 자유의 시작인가?

001

의예과를 다시 생각하다

의학전문대학원(의전원)이 의과대학 체제로 되돌아가면서 의예과(premedical school)가 의과대학으로 되돌아왔다. 의전원이 되기 전에는 많은 대학의 경우 의예과는 자연과학대학 소속이었다. 의전원 체제에서 폐지되었던 의예과가 다시 부활하면서 대부분의 대학이 의예과 소속을 의과대학으로 변경하였다.

우리 대학도 마찬가지다. 분위기는 당연히 의과대학으로 되돌아가자는 것이었고, 교수회의의 분위기는 의예과에 필요한 강의실, 학과사무실, 휴게실, 실습실 등의 공간 문제가 큰 이슈가 되었다. 그런데, 당시에는 상대적으로 커리큘럼(당시에 몇 년간 개선을 위한 작업이 진행 중이었다)은 큰 이슈가 되지 못하는 느낌이었다. 일단 의전원을 버리고 의과대학으로 되돌아가는 것 자체가 급해 보였다.

오랫동안 나는 의예과 교육에 대한 우려와 기대를 동시에 가지고 몇 가지 글들을 써 왔다(내 블로그에서 의예과를 검색하면 볼 수 있다). 의예과에 대한 교수들의 다양한 생각을 어떻게 한 방향, 한 목적에 집중시킬 수 있을까? 하는 고민을 많이 해 왔다. 이 부분은 아직도 진행 중이다. 참으로 어려운 일이다. 의예과 2년이란 세월은 의학과

4년 중 병원에서 이루어지는 임상실습을 뺀 나머지 시간, 즉 강의실과 실험실습실에서 받는 교육 시간과 같은 시간이다(이 시간의 교육 과정을 '기본 의학교육 과정'이라고 한다). 의예과에서 이수해야 하는 72학점은 결코 적은 학점이 아니다. 그런데 우리는 아직도 의예과 교육에 집중하지 못하고 있다. 아니 교수들은 학생들에게 무엇을 가르쳐야 할지, 학생들은 무엇을 배워야 할지에 대한 목적과 방향이 뚜렷하지 않다는 느낌이다.

내 개인적으로 가장 중요하다고 생각되는 점은 바로 의예과에 들어온 학생들의 나이이다. 만 20세를 전후해서 들어오는 의예과생들의 나이는 인생을 더욱 값지게 만들 수 있는 역량을 키우기에 정말 적합하고 결정적인(critical) 시기이다. 이 시기는 이들의 인생을 바꿔놓을 시간이기도 하고, 그저 평범한, 심하게 말하면 그저 public(이 글에서 public은 사회적 리더 그룹이 아닌 그룹을 지칭하는 뜻으로 표현했다)으로 살아갈 인생으로 갈라지는 시기가 될 수도 있다.

의대로의 쏠림현상으로 인해 좋은 인재들이 의과대학에 들어온다. 그들이 가진 능력과 잠재력을 사회의 리더로 성장시키지 못한 채 그저 의사라는 직업을 가진 public으로 살아가게 만들 것인가? 하는 문제에 대하여 기성세대는 심각하게 고민해야 한다(자신이 의대 교수이든지 아니든지 간에 기성세대라면 그런 사회적 책임이 있다고 본다). 그렇다면 의사들은 public이 되면 안 되냐?라는 질문을 받을 수 있다. 여기에 대한 내 생각은 단호하다. 현재의 의과대학에 들어오는 학생들의 지적 수준은 사회적 책무성을 갖는 사회적 리더로서 살아야 할 의무를 갖는다. 그런 재능과 능력, 배경을 갖고 있다면 당연히 사회적 책무성을 가져야 한다. 그럴 수 있는 학생들이 의예과에 들어와야 한다.

대학이나 사회는 이런 의예과생들을 방치해서는 안 된다. 의예과생의 사회적 방치는 사회적 및 국가적 손실이다. 단순히 지식을 가진 의사냐? 아니냐?의 문제가 아니다.

사회의 책무성을 다하는 전문직으로서의 의사가 되는 첫걸음이 의예과임에도 불구하고 아직도 의예과는 그저 본과를 가기 위한, 잠깐 거쳐 가는 코스 정도로 인식되는 경우가 많다. 의예과 2년의 시간은 결코 잠깐의 시간이 아니다. 의학 전체를 배우는 의학과(본과) 2년과 같은 시간이다. 결코 헛되이 보낼 수 있는 그런 시간이 아니다. 그렇다고 그들을 강의실이나 실습실, 도서관에 처박아 놓고 공부를 시키자는 것이 아니다. 그들의 역량을 극대화할 수 있는 그런 과정이어야 한다. 그들이 본격적으로 의학을 배우기 위한 전단계로서의 지식과 학문을 함양하는 시간이 되어야 한다.

우리 기성세대들은 의예과에 무관심하다. 이것은 사회적 손실이나 손해로 이어진다. 안타까운 일이다. 나는 의예과를 다닌 두 아들을 통해 많은 것을 깨달았다. 내 자신이 의예과를 다니던 시대와는 분명히 달라져야 한다. 의예과에서의 삶이 의사로서 살아가는 데 얼마나 중요한 것인지를 깨닫는다.

우리는 이제 의예과에 대한 정의부터 다시 내려야 하지 않을까?

002
의예과송을 부르던 시절이 있었다

"노세 노세 예과 때 노세 본과 가면 못노나니 예과는 천국이요 본과는지옥일쎄 얼씨구 절씨구 차차차 ~" 이렇게 시작하는 노래는 본과 후 인턴, 레지던트, 개업으로 이어지는 내용을 담은 의예과송이다(의예과송을 줄여 '예과송'이라고 쓰고, '예과쏭'이라고 발음했다). 노래 내용에 의하면 죽기 전까지 계속 놀자는 뜻이 들어 있다. 사람이 공부만 하고 살 수는 없지만 이런 노래가 의예과 생활에 많은 영향을 주었다는 점은 깊이 생각해 볼 필요가 있다.

선배들은 늘 후배들에게 "지금 놀아! 본과 가면 못 놀아!"라고 말해 왔다. 우리는 그렇게 의예과 생활을 시작했고, 그것이 당연시되었다. 물론 동아리 선후배나 동기들과의 좋은 만남을 무시하고자 하는 것은 아니다. 그 만남을 통해 많은 것들을 얻었다. 그럼에도 불구하고 많은 시간이 지난 지금 생각해 보면 '더 유익한 것들도 많았는데……'라는 아쉬움이 남는 것은 어쩔 수 없는 노릇이다.

물론 나의 경우는 좋은 선배들을 많이 만났다. 당시에 내가 속한 동아리는 역사도 길었을 뿐 아니라 전남의대 교수들 중 동아리 출신으로 분류하면 우리 동아리 출신 교수가 가장 많았다. 내가 교수를 하고 있는 것도 그런 영향이 컸던 것도 사실이다.

지금도 간혹 의예과송을 입으로 흥얼거려 본다. 나의 두 아들은 이런 노래를 부르지 않았지만(시대가 변해서) 만일에 이런 노래를 부르고 다닌다면 말리고 싶다. 당시에 의예과생들은(지금도 그럴지도) 세상에 무서운 것이 없는 학생들이었다. 자신들만의 세상을 만난 듯 들떠서 생활하던 시절이었다.

당시의 삶이 후회스럽다기보다는 아쉬움이 남는다. 지금도 의예과를 떠올리면 자연스럽게 의예과송이 떠오른다. 그냥 의예과생이면 누구나 불러 댔던 한 곡의 노래였지만, 그 노래를 부르는 의예과생인 우리의 삶은 목적과 방향이 뚜렷하지 않은 평범한, 아니 버려지는 시간들로 채워지고 말았다. 아무리 생각해도 아쉬운 대목이다.

003
입학 전부터 동아리에 가입하다

예전에는 의예과 학생들은 대부분 입학 전에 동아리에 가입하였다. 의예과에 합격을 하자마자 선배들의 콜을 뿌리칠 수가 없었다. 요즈음은 온라인상에서 후배들을 찾아 나서기도 하지만, 아직도 출신 동문, 출신 지역에 따라 선배들이 접근한다. 대학이 신입생들에게 어떠한 정보도 주지 않는 상황에서 그들은 운명적(?)으로 동아리에 가입한다.

대학입시 결과가 나오기 시작하면, 의예과 2학년에 올라갈 학생들은 오르비스 옵티무스(의대와 서울대 입학을 원하는 학생들을 위한 온라인 사이트) 게시판 글을 올린다. 실명과 자신의 전화번호를 공개적으로 올리는 무모함까지 감행하며 후배들을 붙잡으려고 애를 쓴다.

간혹 내 모교의 교수님들을 만나서 의예과 이야기를 하면 많은 교수님들의 입에서 한결같이 나오는 말이 있다. "이 놈의 동아리들을 싹 없애 버려야 해!" 자신도 동아리에서 활동을 했으면서도(심지어는 동아리의 지도교수를 맡고 있음에도) 그런 말을 쉽게 하는 것을 볼 수 있다.

많은 교수들은 학생들의 학업 분위기를 나쁘게 만드는 가장 큰 이유 중 하나가 학생들의 동아리 활동이라고 판단하고 있는 것이다. 각 의과대학마다 의예과 학생들의 학업태도나 학습능력에 대한 우려의 목소리는 크다. 이 문제를 해결하기 위하여 세미나도 하고 워크숍도 한다. 그 분야의 전문가들을 모시고 그분들의 의견에 귀를 기울이기도 한다.

이런 문제는 1~2년 된 문제가 아니라 수십 년간 의과대학의 문제점으로 남아 있는 셈이다. 의예과 과정을 없애고 의학전문대학원(의전원) 체제로 가면서 교과부가 주장한 내용 중 하나가 "부실한 의예과 교육"이었다. 교과부의 이러한 주장에 대하여 각 의과대학은 큰 소리를 내지 못했다. 스스로의 약점이라고 생각했던 부분을 교과부가 이용한 것이다. 물론 현재는 대부분의 의전원이 다시 의과대학 체제로 되돌아가게 되었지만 말이다(전국 41개 의과대학 중 3개 대학만 의전원 체제로 남는다).

의예과 교육이 부실하게 된 부분에 대한 일정 책임을 의예과 학생들의 학업태도와 무절제한 동아리 활동으로 보는 시각들이 있다. 문제는 입학 예정인 신입생들은 의예과에 대한 정보를 얻고자 하는 마음이나 동문 선배의 강요(?)로 대부분 입학 전에 동아리에 들어가게 된다. 동아리에 가입해야 어떤 손해를 입지 않고 많은 정보를 얻을 수 있다고 판단하는 것 같다. 일명 '족보'를 얻기 위한 수단으로 말이다.

그렇게 시작한 동아리 활동은(대부분의 동아리는 친목 성격이 매우 강하다) 선배들의 전철을 그대로 밟아 가는 과정이 되어 버린다. 선배들이 보여 주는 겉모습만 답습하는 경우가 너무 많기 때문이다.

물론 나는 동아리의 순기능까지 비하하고 싶지는 않다. 의예과 시절 두 아들의 동아리에 대한 태도와 행동을 보면서 많은 생각을 하게 되었다. 한 녀석은 동아리에 목숨을 걸었다고 생각하면 되고, 한 녀석은 동아리의 역기능에 대해 너무 방어적 태도를 갖고 있었다. 물론 후자의 경우 단순히 동아리의 역기능만 생각하는 것은 아니었지만, 극단적으로 표현하자면 그렇다.

나는 개인적으로 의예과생들의 동아리 활동을 추천한다. 다만, 기존 동아리 선배들의 전철을 밟지 않고, 새로운 것들에 도전을 해 보는 의예과생이길 소망해 본다. 내가 활동하던 동아리는 매주 공식 모임을 가졌는데(시험기간을 빼고) 동아리 내에서 여러 활동이 있었다.

기억나는 것은 탁구대회를 너무 재미있게 했다는 것과 종교부에서 주관했던 유서 쓰기, 독서부에서 주관했던 독서토론 등은 내 삶에 많은 도움이 되었다. 또한 동아리에서 자축제를 위해 준비했던 연극과 중창, 합창 등은 지금 생각해 보면 어떻게 그 적은 숫자로 그런 행사를 할 수 있었을까? 하는 의문이 들 정도로 좋은 경험으로 남아 있다.

나는 지금의 동아리들이 변화하기를 소망한다. 그저 모여서 수다 떨고 술 먹고 다니는 동아리가 아닌 좀 더 생산적인 것을 해 볼 수 있기를 바란다. 동아리의 순기능이 살아나고, 작은 커뮤니티를 통해 인간에 대하여, 소통에 대하여 점점 알아가는 시간들이 되기를 바라는 것이다. 특히 동아리에서 좋은 선배들과의 만남을 통해 인생의 멘토링(mentoring)과 모델링(modeling)에 대한 개념과 관점이 세워지는 시간을 가질 수 있다.

004
선배는 하늘보다 높다

의전원 체제인 우리 대학은 수년간 의예과생이 없었다. 정원 모두를 의전원으로 선발했기 때문이다. 올해 2학년에 올라갈 학생들 중 10%가 넘는 학생들이 유급을 했다. 우리 대학의 의전원 역사상 가장 많은 유급생이 발생했다. 보통은 4~5% 이내에 머물렀던 유급자 수가 급증했다. 여러 가지 이유가 있겠지만 여기서는 언급을 피한다.

다만, 유급 예정 학생이 나를 찾아와 상담하는 과정에서 이런 말을 한다. "대충 해도 유급하지 않고 그냥 올라간다. 대충 놀면서 대충 공부해!"라는 선배의 말을 너무 철썩같이 믿었던 자신이 원망스럽다라고 말이다.

의전원 학생들은 학부를 졸업하고 들어오기 때문에 모두들 나이가 있다. 그럼에도 불구하고 선배들의 말 한마디 한마디는 교수들의 말보다 더 권위(?)를 갖고 있다. 아무리 학교에서 어떤 정보(학업에 대한)를 주더라도 학생들은 선배들의 말을 더 믿고 따른다. 그것은 선배들이 후배들에게 주는 노하우 정도를 넘어 진리로 받아들여지고 있는 셈이다.

아무것도 모르고 의예과에 들어온 학생들에게 선배들이 들려주는 수많은 이야기들은 때로는 무용담으로, 때로는 얻기 힘든 정보로 받아들여지고 있다. 더구나 선배들이 들려주는 수많은 이야기들은 모범생으로 살아온 그들의 삶과는 차원(?)이 다른 또 하나의 신세계로 보일 수도 있다.

또한, 선배들로부터 오는 학습 정보에 의존하는 의예과생들은 선배들의 말을 절대적으로 신뢰하고 따르게 된다. 그리고 그 울타리 안에 자신들을 묶어 버리고 만다. 이런 모습은 자신이 스스로 개척할 땅을 버리고 선배들이 만들어 놓은 땅을 밟고 쉽게 가겠다는 것으로 비추어진다.

이 부분에 대한 책임의 일정 부분은 대학에 있다고 생각한다. 대학이 그만큼 의예과 생활에 대한 매뉴얼이나 가이드북을 제공하지 않기 때문이다. 이 이야기는 뒤에서 다시 한번 더 구체적으로 쓰려고 한다.

005
착각은 자유다

어려운 관문을 뚫고 의예과에 입학한 학생들은 주위에서 온갖 칭찬을 받게 되고 부러움의 대상이 된다. 스스로 대견스럽기도 하고, 자랑스럽기도 하다. 또한 이 시기는 스스로 성인이라고 생각하는 시기이기도 하다.

대학에 들어갔으니, 그것도 아무나 들어갈 수 없다는 의대에 들어갔으니 그동안 해 보지 못한 수많은 것들을 누리고 싶을지도 모른다. 그러나 그런 생각은 지금까지 모범생으로 살아왔던 삶과는 동떨어진 삶의 모습을 만들어 가게 할 수 있다.

대학입시가 끝난 후에는 그동안 해 보지 못한 것, 시험이 끝나면 하고 싶었던 것, 이런 것들을 스스로 정리해 볼 필요가 있다. 물론 그렇게 자신이 스스로 계획을 세우고 하나씩 정리해 가는 학생들도 간혹 만나게 된다. 스스로 그런 계획들을 정리하지 않으면 하고 싶었던 것들의 대부분은 그저 머릿속에만 남는 결과를 낳고 만다.

물론 그동안 수고하지 않았다는 것도 아니다. 그리고 앞으로 대학생으로서 누려야 할 것들을 누리지 말라는 것도 아니다. 무엇이 진정한 '누림'인가를 한번쯤 생각해 보았으면 하는 것이다. 우리는 그 누림을 스스로 버릴 때가 많기 때문이다.

우리가 마땅히 누려야 할 것은 '자유'이지 '방종'은 아니다. 많은 학생들이 자유를 누리지 못하고 방종에 빠지는 경우가 많다. 스스로 어른이 되었다고 생각하면서 정작 성인으로서의 삶을 준비하거나 살아가지 못하는 경우가 너무 많은 것이다.

'의예과 때는 그럴 수도 있어!'라는 핑계나 합리화보다는 더 나은 삶의 시간을 가질 수 있도록 스스로 계획하고 준비해야 한다.

006

엄마 차는 내 차

의예과에 합격했다고 자동차를 선물로 받는 학생도 간혹 있다. 또한 부모가 자식이 너무 자랑스러운 나머지 자신의 차를 내어주기도 한다. 부모로서 의대에 들어간 자식에게 선물을 하는 것은 자연스러운 일이다. 그러나 학생 신분에 어울리지 않는 과도한 선물공세의 시작은 자신의 자녀가 왜곡된 삶을 살아가는 계기가 될 수도 있다는 점에서 매우 조심스럽게 접근할 필요가 있다.

이 제목을 붙이게 된 것도 실제 그런 일을 목격했기 때문이다. 자동차뿐만 아니라 학생 신분에 어울리지 않는 과도한 선물은 결국 자식에게 그 피해가 가는 경우가 많다. 학생에게는 학생에 걸맞는 선물이나 용돈이 제공되어야 한다. 그래야만 학생으로서 바른 자세와 좋은 인생관을 꾸려 갈 수 있기 때문이다. 선물이 무작정 나쁘다는 것이 아니다. 비단 의예과생뿐만 아니라 젊은 자녀에 대한 지나친 선물은 자칫 왜곡된 길로 가게 할 수 있는 위험성이 더 높다는 뜻이다.

차를 가지고 다니는 경우, 젊기 때문에 무리하게 운전을 할 수도 있고, 음주를 많이 하는 의예과생들의 경우 음주운전을 할 가능성도 높다. 차가 있으면 아무래도 친구들과 어울려 놀러 가는 일도 잦아진다. 물론 본과에 들어가 생활하는 경우에는 차가 필요한 경우들이 있다. 집에서 멀리 떨어진 곳에 있다거나, 무거운 책을 가지고 다녀야 하는 경우에는 그렇다.

또한 경제적으로 어려운 학생들과 경제적 차이를 보이는 옷차림이나 행동 또한 함께 의대 생활을 해 가야 하는 친구들과의 관계 면에서 한번쯤 생각해 볼 필요가 있다. 요즈음 의과대학에 들어오는 학생들은 경제적으로 부유한 가정의 학생들이 상대적으로 많은 편이다. 그럼에도 불구하고 이런 이야기를 하는 이유는 장래에 의사로서 살아가는 데 있어서 '인술'이라는 말을 중심에 두려면 이런 부분도 깊게 생각해 보아야 한다는 것이다.

의사의 길을 가는 것은 부와 권력을 얻으려는 것이 아니다. 병들고 힘든 이들을 돕는 어려운 길을 걸어야 하는 것이기에 깊이 생각해 보자는 뜻이다. '자발적 가난'을 꿈꾸지는 못하더라도.

007
넌, 고3이 아니야!

의예과생들과 이야기를 하다 보면 몇 가지 생각이 머리를 스친다. 그동안 공부하느라 애썼다는 것부터 의전원생들과 비교하여 나이가 매우 어리고, 순진해 보인다는 것 등등. 이들과 이야기를 하고 있으면 아직 고등학생 티를 벗어나지 못한 느낌을 받곤 한다. 당연한 이야기일 수 있다. 의예과에서도 공부를 열심히 한다는 학생들(일명 공부파라고 불리우는)의 태도는 더욱 그렇다. 혹시 이 학생은 자신이 고등학교 4학년을 다닌다는 생각을 하는 것일까?라는 생각마저 들곤 한다. 스스로 결정하고(물론 그 결정이 비록 미성숙하다고 할지라도) 스스로 행동하는 모습이 필요하다고 생각된다. 물론 반대의 경우도 있다. 이제 세상에 거칠 것이 없다는 듯한 생각과 행동을 보이는 친구들도 있다.

어떤 경우이든지 의예과생들은 이제 법적으로 성인이며, 스스로 생각하고, 판단하고, 행동해야 하며, 무엇보다도 자신의 행동에 책임을 져야 하는 나이이다. 학교에서 공부하는 것뿐만 아니라, 학교의 친구들 또는 선후배들, 그 외에 사회에서 만나는 수많은 만남들 가운데서 이제는 성인의 모습으로 살아가야 한다. 가정에서도 마찬가지다. 비록 경제적으로 사회적으로 아직 독립적인 개체는 아니라고 할지라도, 독립된 개체로 살아가기 위한 발걸음을 하나씩 옮겨야 한다.

특히 공부의 경우도 그렇다. 대학의 공부가 그저 시험을 보고 점수를 받고, 학점을 따는 데만 있지는 않다. 이제는 자신이 목표하는 '의학'이라는 큰 목표를 향하여 가는 여정이어야 한다. 그저 주어진 것만 공부하고 점수를 따는 과정이 아닌, 자신이 앞으로 의사로서 살아갈 때 필요한 학문적 지식뿐만 아니라 전인적 삶을 위한 준비 과정임을 스스로 깨닫고 준비해 가는 과정의 하나로 의예과 시간을 사용해야 한다. 의학이라는, 평생 동안 해야 하는 학문의 시작점에서 있다는 자각이 먼저 있어야 한다.

학문은 절대로 누군가에 의해 주어진 것만 해서는 제대로 성취할 수가 없다. 주어진 커리큘럼은 학교가 정해 준, 기본적인 학업 성취를 위한 것이다. 각자의 삶이 다르기 때문에 이제는 스스로 학문의 방향과 방법들을 터득해 가는 과정이 되어야 한다. 그것이 고등학교 시절과 다른 점이다. 이런 인식을 갖고 의예과의 시간들을 스스로 기획하고 수행해 갈 때에 보다 미래지향적이고 성숙한 삶을 살아갈 수 있게 된다.

008
밤새워 놀아라

학부모들이 이 제목을 본다면 나를 위험한(?) 교수로 생각할 수도 있다. 학생들에게 공부를 하라고 하지 않고 "밤새워 놀아라."라고 하니 무슨 해괴망측한 말일까 하는 생각이 들 것이다. 본과에 올라가면 밤새워 공부를 하기 때문에 미리 연습하라는 뜻도 아니다.

밤새워 친구와 이야기할 기회를 가지라는 뜻이다. 개인적인 이야기도 좋을 듯하고, 철학에 대한 이야기나 삶에 대한 각자의 생각을 나누는 것도 좋은 경험이 될 것이다. 우리나라의 경우 고등학교를 졸업하는 많은 학생들이 상대를 존중하거나 배려하는 훈련이 부족하다. 핀란드의 경우는 이런 훈련을 유치원 때부터 시작해서 고등학교를 마칠 때까지 지속하고 있다고 한다. 그러나 우리나라의 현실은 초등학교 때부터 그저 시험성적에만 목숨을 걸어온 탓에 상대방을 이해하고 배려하는 훈련이 매우 부족하다.

이런 훈련은 시험공부로, 두뇌로 되지 않는다. 아마도 친구와 밤새워 이런 저런 이야기를 나누는 동안 자신이 그동안 경험하지 못했거나, 깨닫지 못한 다른 사람들의 삶을 들여다볼 수 있게 될 것이다.

친구를 더 깊게 알아 가면서 스스로 자신의 뜨거운 가슴을 발견하게 될지도 모른다. 친구와 그저 피상적인 만남, 그리고 무의미한 놀이를 통해 시간을 허비하는 것만큼 바보짓은 없다. 그 시간에 친구를 통해 또 다른 사람들의 삶을 볼 수 있는 기회를 가지게 되면 더 폭넓은 삶의 시각을 가질 수 있게 될 것이다. 의사로서 살아가는 인생의 시간 속에서 '동료'의 중요성은 우리가 생각하는 것보다 훨씬 더 크다는 것을 나중에 깨닫게 될 것이다.

009
본과에 올라올 자격이 있나?

의예과는 말 그대로 의학을 배우기 위한 예비 과정이다. 대부분의 대학이 그렇듯이 의예과 과정은 대학에서 배우는 기본적인 교양과목과 전공과목으로 자연계열 과목들을 배우게 된다. 대학에 따라서는 의예과 2학년부터 본과 과목들을 배우기도 하지만, 일반적으로 자연계열 과목들이 필수과목으로 설정되어 있다.

왜 이런 과목들이 의예과의 교육과정에 포함되어 있는가? 하는 문제를 생각해 보아야 한다. 가장 중요한 것은 '의예과의 교육목표'이다. 물론 의예과와 본과인 의학과를 아울러 '교육목표'를 설정한 대학도 있지만, 의예과의 교육목표만 따로 만든 대학들이 많다. 왜냐하면 의예과와 의학과는 분명하게 다른 학과이기 때문이다.

많은 본과생들은 의예과 과목들이 본과에서의 공부에 도움이 되는지에 대해 회의적이다. 의예과를 자연대학 소속이 아닌 의과대학 소속으로 한 경우에도 마찬가지 생각을 갖는 경우가 많다. 그러나 각 대학에서 설정한 '교육목표'를 한번이라도 읽고 고민을 해 본다면 의예과의 교육과정에 대해 새로운 발견을 하게 될 것이다.

본과에 올라올 자격은 바로 '의예과 교육목표'를 달성했느냐? 그렇지 않으냐?에 달려 있는 것이다. 각자 자신이 생각하는 교육목표가 아니라 대학이 설정한 교육목표를 유심히 읽어 보고, 스스로 자신이 이런 교육목표에 합당한 의예과에서의 교육을 받고 있는지를 점검해야 한다는 뜻이다.

강의실이나 학교 현관에 붙어 있는 의예과 교육목표를 다시금 살펴보길 바란다. 또한 이런 교육목표는 의예과생들이 공부하는 강의안(요즈음은 교수들의 강의안을 학생들에게 제공한다)의 첫 페이지에도 존재한다는 사실을 발견할 수 있기를 바란다. 목표가 없는 교육이란 있을 수 없다.

010

쉬었다가 본과 갈래요

많은 의예과생들은 입시라는 관문을 통과하면서 육체적으로, 정신적으로 지쳐 있다. 어찌 보면, 청소년기를 그저 대학입시라는 거대한 관문을 통과하는 것을 삶의 목표로 정하고 달려왔기 때문에, 그 목표를 달성한 순간 육체적 및 정신적 피로감이 한꺼번에 몰려오게 된다.

이런 상황에서 상당수 학생들이 삶의 방향성을 잃는 경우가 발생한다. 그저 주어진 과제를 하고 학점을 따는 것이 일상이 되고 만다. 그저 공부는 본과에서 할 것이라는 막연한 생각을 한 채, 의예과는 쉬었다가 가는 과정처럼 받아들인다. 이를 더욱 부추기는 것은 사회적 분위기이다. 의예과는 놀다가 가는 과정이라고 말하기 때문이다. 의예과에서 배우는 수많은 과목들이 본과의 공부에 전혀 영향을 주지 않을 것이라는 사람들의 말이 그들에게 진리가 되어 더욱 이를 부추긴다.

2년이란 시간은 100세 인생에서 1/50을 차지한다. 더구나 인생에서 육체적으로, 정신적으로 가장 건강하다고 할 수 있는 20대 초반의 삶의 시간은 그저 휴식이나 취하는 시간이 아니다. 50대의 2년이나 40대의 2년과는 완전히 다른 시간이다. 자신의 인생에서도 가장 소중한 시간이다. 더구나 의예과 2년의 시간은 본과에서 이루어지고 있는 학습 시간과 동일한 시간이다. 참고로, 본과(의학과)에서 이루어지는 기본 의학교육 과정은 주로 통합강의(기초과목과 임상과목을 모두 포함하는)와 임상실습으로 이루어지는데, 기본 의학교육 과정이 의예과의 시간과 같은 2년간 이루어진다. 이렇게 본다면 의예과 2년의 시간이 얼마나 긴 시간인지를 알게 될 것이다.

그뿐만이 아니다. 20대 초반의 시간은 자신의 인생을 설계하고 준비하는 과정이다. 인생에서 이보다 더 중요한 시기가 있을까? 의예과 2년의 시간은 단순히 본과의 삶을 준비하는 시간만이 아니다(좁은 의미에서는 본과를 준비하는 과정이라고도 할 수 있지만). 단순히 쉬기에는 너무 소중한 시간이다.

나는 이 시간이 인생을 설계할 기회임을 다시금 강조한다. 단순히 책상 앞에 앉아 '나는 이런 인생을 살 것이다'라고 생각하는 것이 인생의 설계가 아니다. 수많은 선배들의 삶을 들여다보아야 한다. 의사로서 살아간 사람들뿐만 아니라, 우리 인생의 선배들 말에 귀를 기울여야 한다. 그러기 위해 수많은 책을 통해 수많은 사람을 만나고, 문화를 만나고, 철학을 만나야 한다.

긴 시간 입시를 준비해 오면서 지친 육체와 정신은 단순한 쉼을 통해 치유되는 것이 아니다. 내 스스로를 돌아다볼 수 있는 시간을 가짐으로써 치유할 수 있다.

2장
소외된 의예과

011
의예과를 가져오다

의전원 시대가 막을 내리고 대부분의 대학이 의과대학 부활과 함께 자연과학대학에 속해 있던(그렇지 않은 대학도 있음) 의예과를 의과대학으로 가져왔다. 의전원이 생기기 전에도 의예과가 의과대학에 소속된 대학들이 있었지만, 국립대학을 비롯하여 많은 대학에서 의예과는 자연과학대학 소속이었다.

내가 속한 대학도 의예과는 자연과학대학 소속이었다. 그러나 의예과가 다시 부활하면서 의과대학 교수회의에서 의결하여 의예과를 의과대학으로 가져왔다. 과연 의예과를 가져오자고 한 교수들은 어떤 생각을 하며 그런 주장을 했을까?

사실, 의예과에 대한 의과대학 교수들의 관심이나 열정은 매우 크다. 자신들이 보냈던 의예과에 대한 추억뿐만 아니라 교수로서 의예과에서 올라온 학생들을 만나는 선배로서도 많은 생각이 있기 때문이다. 지금까지는 많은 교수들이 의예과가 자연과학대학에 속해 있다는 것에 대해 부정적이었다. 학생들이 의예과 시절을 너무 엉망으로 보내고 본과에 올라온다는 생각을 갖고 있기 때문이다.

의예과에서의 시간을 좀 더 알차게 보내고 오면 좋겠다라는 생각은 있지만, 정작 "무엇을 해야 할까요?"라고 말하면 대부분의 교수들은 말문이 막히고 만다. 그저 "공부를 열심히 하고 와야지."라고 말한다. 때론 구체적으로 어떤 것을 공부해야 한다라고 말하기도 하지만, 그 대답 또한 한쪽에 치우친 생각인 경우가 많다. 따라서 교수들의 생각 또한 각양각색이다. 공통된 점은 하나이다. 의예과를 잘 보내야 한다라는 데는 모두 동의를 한다.

따라서 우리는 의예과를 의과대학으로 가져왔다면, 자연과학대학으로 남아 있던 시절과는 다른 교육 시스템을 구축해야 한다. 어떤 대학은 본과 1학년의 일부 과목을 의예과로 내려서 1+5체계로 운영하는 경우도 있다. 사실 많은 교수들은 이 시스템으로 가자고 주장한다. 즉, 의예과 2년 + 의학과 4년의 체계가 의예과 1년 + 의학과 5년의 시스템이 되는 셈이다.

이것이 정답이라면 의전원 4년의 과정은 무엇이며, 의예과의 본질적인 뜻안 의예과醫豫科(醫: 의원 의, 豫: 미리 예, 科: 과목 과) 과정은 무엇이란 말인가? 네이버 한자사전에 이렇게 정의하고 있다. 의예과란 "의과醫科 대학大學 또는 종합대학교綜合大學校에 두어, 의과醫科 대학大學 교과敎科 과정課程의 예비豫備 지식知識을 교수敎授하는 예과豫科. 수업授業 연한은 2년임"이라고 말이다.

의학을 본격으로 배우는 의학과 과정에 앞서 미리 필요한 지식을 함양하는 과정이 의예과 과정인데, 이 과정으로 의학과 과정이 내려온다면 그것은 온전한 의예과라고 보기 힘들다. 의학을 배우기 위하여 왜 이런 과정이 필요한 것인지 다시금 상고해 볼 필요가 있다. 응용학문인 의학을 배우기 전에 앞선 지식을 요구하는 것은 오래된 전통이다.

이런 의예과 과정을 축소하거나 왜곡하는 일은 결국 의학이라는 학문을 배우는 데 필요한 지식을 쌓지 못하게 하는 잘못을 범하게 된다. 많은 교수들이 의예과가 자연과학대학에 속해 있을 때부터 의예과 교육과정에 문제가 있다고 생각했기 때문에 거의 만장일치로 의예과를 의과대학으로 가져왔을 것이다. 가져온 것은 환영할 만한 일이나, 제대로 된 교육과정을 갖추고 있느냐? 하는 문제는 우리 스스로 되돌아볼 필요가 있다. 즉, 의예과 교육과정에 대해 수많은 고민을 해야 한다는 뜻이다. 열정만으로는 해결이 되지 않는 부분도 있을 것이다. 가장 중요한 것은 '의예과의 존재 이유'에 대하여 교수와 학생, 대학이 모두 고민을 해야만 한다는 것이다. 의예과 교육과정의 성공 여부는 바로 여기에서부터 시작된다고 보인다.

012
누구를 위한 교육과정인가?

내가 의예과를 다니던 시절부터 오랫동안 의예과는 자연과학대학 소속이었다. 뿐만 아니라, 내가 교수로 재직하는 대학도 의전원이 되기 전까지 의예과는 자연과학대학에 소속되어 있었다. 최근 의학전문대학원이 폐지되면서 의예과의 부활과 함께 각 대학들은 약속이나 한 듯이 의예과를 의과대학 내에 소속시키고 있다.

따라서 여기에 맞추어 의예과의 교육과정 개발을 하고 있다. 나는 학과장으로 일하던 때에 의예과 교육과정을 개발하면서 '역량'을 바탕에 두고 시작했다. 의예과는 의학을 공부하기 전 준비 단계로 의학을 배울 수 있는 역량을 키워서 본과에 올라가야 된다고 생각했기 때문이다.

어떤 교수들은 의예과는 별로 필요가 없으며, 법적으로 거쳐야 하는 과정 정도로 인식하는 경우도 있다. 자연과학대학에 소속되어 있을 때에도 의예과는 골칫덩어리 집단 정도로 여겼고, 의과대학에서도 별로 신경쓰지 않았다. 그러다가 본과에 들어올 무렵이 되어서야 관심을 갖기 시작했다. 심지어는 본과에 들어온 학생들의 생활습관이 본과에서의 학습태도와 직결되는 것을 보고 때늦은 후회를 하기도 했다.

내가 의예과에 다닐 때도 마찬가지였고, 의과대학 교수가 되어 의예과에서 올라온 학생들을 처음 접하는 해부학 교수로서도 항상 느껴온 바이지만, 의예과에서의 생활습관은 본과에서도 지속된다. 따라서 일부 교수들은 의예과생들을 그저 골치아픈 존재로 여기는 경우도 있었다.

의예과생들은 자연과학대학에서도, 의과대학에서도 그저 말 잘 안 듣고 문제나 일으키는 문제아로 인식된 탓에 그들은 스스로 정체성을 갖지 못하였다고 판단된다. 이런 이유가 동아리나 선배들에게 더욱 애착을 갖는 결과를 가져왔을 수도 있다.

그렇다면 의예과를 가져온 의과대학은 어떤 교육목표와 교육과정, 그리고 학습목표를 설정하고 있는가? 의학전문대학원에서 의과대학 체제로 전환한 대학들의 의예과 교육과정을 들여다보면서 이런 생각이 들곤 한다. "도대체 누구를 위한 교육과정이란 말인가?" 라고 말이다.

013
의예과에 대한 고민이 필요하다

의전원에서 다시 의과대학으로 되돌아가면서 많은 대학들이 의예과를 의과대학에 편입시켰다. 여러 가지 이유가 있겠지만 아마도 의과대학 교수들 마음속에는 '내 자식은 내가 키운다'라는 생각이 있었으리라.

그렇다면 정말 의과대학 교수들은 의예과생들을 교육할 준비가 되어 있는가?라는 것이다. 과연 지금처럼 각 대학이 교육보다는 연구 쪽에 에너지를 쓰고 있는 상황에서 의과대학으로 데려온 의예과생들을 잘 교육시킬 수 있을까?라는 우려가 내 마음속에 자리잡고 있다.

물론 잘할 수도 있다. 물리적으로 가까운 곳에 두면 관리를 더 잘할 수도 있다. 그런데 난 학생들이 더 폭넓은 교육을 받을 기회를 상실하지 않을까 하는 우려를 갖고 있다.

나는 개인적으로 의예과가 자율전공학부(이런 학과를 개설한 대학들이 있다)와 같이 운영될 수 있으면 좋겠다. 너무 의예과 위주의 교육이라고 비난의 소리가 나올지도 모르겠지만, 최고 수준(수능이나 고교 때의 성적을 기준으로)의 학생들이 모이는 의예과라면 충분히 그런 비난 정도는 감수할 가치가 있다고 생각한다.

물론 "짜여진 과목이나 잘하라고 해!"라고 말하는 교수가 있다면 할 수 없는 노릇이겠지만, 나는 개인적으로 학생의 능력을 극대화할 수 있는 교육과정이 운영되는 의예과이기를 소망하고 있다. "의과대학 교수가 뭐 얻는 게 있다고 거기까지 고민해야 돼?"라고 반문을 한다면 할 수 없지만, "그렇게 할 수 있다면 해 보자!"라고 누군가 말할 수 있다면 한번 해 볼 만한 가치가 있지 않을까?

그런 고민이 필요한 시점이라고 생각한다. 앞으로 이런 고민들을 써 나갈 것이다. 함께 생각하고 고민해 보았으면 한다.

014

의예과 교육과정에 대한 고민

의예과 교육과정 개발은 진행형이다. 아무리 잘 만들어진 교육과정이라고 하더라도 지속적으로 발전시켜 나가야 하기 때문이다. 교육과정 개발을 위해서는 무엇보다 명확한 교육목표와 교육목적이 세워져야 한다. 거기에 교육철학까지 더해진다면 많은 사람들이 만족하는 교육과정이 개발될 수 있을 것으로 보인다.

네이버 사전에서는 '의예과'란 "의과 대학 교과 과정에 필요한 예비지식을 습득시키기 위하여 설치한 2년 과정의 예과"라고 정의하고 있다. 위키피디아에서는 "Pre-medical (often referred to as premed) is a term used to describe a track an undergraduate student in the United States pursues prior to becoming a medical student. It refers to the activities that prepare an undergraduate student for medical school, such as pre-med coursework, volunteer activities, clinical experience, research, and the application process."라고 정의하고 있다. 위키피디아에서는 제대로 된 정의를 내리고 있는 듯하다. pre-med coursework, volunteer activities, clinical experience, research, and the application process의 의예과의 정체성을 제대로 보여 주는 단어들이라고 할 수 있을 것이다.

몇 가지를 생각해 보았다(이 내용은 나의 주관적인 주장이며, 대학의 정책과는 다를 수 있다).

첫째로, 의과대학의 6년 과정은 분명하게 의예과 2년, 의학과(본과) 4년이라는 인식이 선행되어야 한다. 즉, 2+4의 제도라는 것을 먼저 생각해야 한다. 0+6 또는 1+5의 과정이 절대로 아닌 것이다. 이것은 의과대학 내에 '의예과'라는 학과와 '의학과'라는 학과가 분명하게 존재한다는 것을 의미한다. 즉, 두 학과에 학과장이 따로 존재하는 독립된 학과라는 사실을 먼저 전제해야 한다. 물론 의과대학의 특성상 의예과와 의학과에 모든 교수가 소속되어 있겠지만, 행정적으로는 분명하게 나뉘어 있다.

둘째로, 의예과와 의학과는 학습목표가 다르다. 예를 들어, 의학과의 학습목표가 "일차진료가 가능한 의사 만들기"라고 한다면, 의예과는 의사 만들기와는 직접적인 상관이 없다. 의학과에서 학습하기 위한 전 단계를 준비하는 과정이어야 한다는 말이다. 따라서 분명하게 학습목표가 달라야 한다. 의학과에서는 의사가 되기 위해 기초의학 과목인 해부학, 생리학, 약리학, 생화학, 예방의학, 병리학, 미생물학, 면역학 등을 배우는 과정과 임상과목인 내과, 외과, 산부인과, 소아과, 정신과, 신경과, 재활의학과, 영상의학과, 안과, 이비인후과, 피부과 등의 과목을 배우는 과정, 그리고 임상실습으로 구성되어 있다. 의예과는 이런 교과과정들을 배우기 위한 전 단계의 코스이다. 이것을 위해 의예과가 존재하는 것이다.

셋째로, 의예과 과정에 대한 제대로 된 인식 없이 그저 기초의학 과목들을 의예과로 내려서 가르쳐도 된다는 접근 방식은 잘못된 것이라는 점이다. 아예 처음부터 의예과 과정 1년, 의학과 과정 5년으로 된 의과대학의 구성이라면 상관이 없겠지만, 의예과 과정을 왜 2년으로 오랫동안 운영해 왔는가에 대한 해답을 스스로 찾아 볼 필요가 있다. 의학전문대학원 제도로 바뀌면서 의학과에서는 임상실습이 늘어났고, 전체적인 교육과정 시간이 늘어났다. 그리고 여러 학부를 졸업한 학생들이 바로 의학과에서 4년 과정의 의학을 공부하고 있다. 따라서 의학과 4년 과정은 그대로 두고, 의예과 교육과정 개발에 많은 투자를 해야 할 것이다. 이것이 잘못되었다고 말한다면, 의전원으로 계속 남아 있는 대학들은 어떻게 해석을 해야 할까?

넷째로, 그렇다면 의예과 교육과정은 어떻게 만들어야 하는가? 하는 숙제가 남는다. 타 대학의 과정을 가져다가 베끼는 일을 해서는 안 된다. 자신이 속한 대학과 비슷한 규모의 대학이라고 해도 배경과 환경이 다른, 그리고 역사와 철학이 다른 타 대학의 교육과정을 베끼는 일은 의예과 교육과정 개발을 포기하겠다는 것과 같다. 따라서 분명한 학습목표가 정해져야 한다. 그 학습목표를 근거로 교육과정이 개발되어야 한다. 즉, 의예과 학생들에게 "왜 이 과정이 필요하고, 이 과정을 통해 무엇을 배워야 하는가?"에 대한 분명한 청사진이 제공되어야 한다는 것이다. 그렇지 않다면 그저 놀면서 시간을 보내는 의예과 과정으로 인식할 것이고, 아까운 인재들이 시간을 허비하는 범국가적인 손해를 우리는 다시 겪어야 할 것이다.

다섯째로, 할 수만 있다면 역량 중심의 학습목표와 교육과정이 개발되었으면 하는 바람이다. 의학과에 들어가기 전에 어떤 역량을 갖추어야 하는지에 대한 분명한 목표를 먼저 제시해야 한다. 여기에 대한 교수들의 고민이 필요하다. 쉽게 말하자면 "어떤 역량을 갖춘 후에 본과에 진입하게 할 것인가?"를 고민하자는 것이다. 이런 고민 없이 그저 교과목을 나열하는 식의 교육과정 개발은 결국은 의예과 교육의 실패로 이어질 것이 뻔하다. 내가 속한 대학에서는 여러 번의 교수워크숍 등을 통해 의예과생들이 갖추어야 할 역량에 대해 교수들의 의견을 모아 본 적이 있다. 어느 정도 교수들의 생각은 많이 정리가 되어 있다는 것을 알 수 있었다. 의과대학을 졸업한 학생들은 일하는 분야가 다양하겠지만 결국은 '좋은 의사나 의과학자'가 되는 것이 목표이다. 그 과정에서 의학을 본격적으로 배우기 전 단계인 의예과 교육과정은 모든 기초를 다지는 매우 중요한 단계이기 때문에 너무 쉽게 접근하거나 안일하게 접근하는 일은 절대로 없어야 할 것이다.

어떤 분들은 우려를 한다. "아무리 좋은 교육과정을 개발한다고 해도 제대로 운영할 수 없으면 헛된 것이다."라고 말이다. 나도 그 말에 동감한다. 그러나 좀 더 냉정하게 말하자면, 제대로 운영할 수 없는 교육과정은 제대로 개발된 교육과정이 아니라고 생각된다. 이

것은 제대로 된 학습목표를 제시하지 못했기 때문에 생기는 일은 아닐까?라고 생각된다. 물론 예산상의 문제 등으로 운영을 제대로 할 수 없는 경우도 있을 수 있지만, 요즈음은 그런 경우는 없다고 생각한다. 대학과 교수, 학생이 노력하지 않아서 생기는 결과일 뿐이라는 판단이다. 의예과 교육과정에 대한 고민은 앞으로도 계속될 것이다. 또한 그렇게 해야 한다.

015
주체가 없다

종전까지 의예과가 자연과학대학에 있다 보니 아무래도 학생들이 소속감 없이 방황한 면도 있었다. 그렇다면 의과대학으로 소속된다면 의예과생의 학습이나 생활을 운영하는 주체가 바로 설 수 있을까?

나의 이런 우려는 의예과 교육에 대한 정확한 철학이 서 있다면 문제 될 것이 없을 것이다. 나는 그렇게 생각한다. 의과대학이 2년의 의예과 과정과 4년의 의학과 과정으로 구성되어 있기 때문에 1 : 2 정도의 에너지와 시간과 돈을 써야 한다고 생각한다.

의학과(본과)는 중요하고 의예과는 그저 그렇다라고 생각한다면 우리는 우리가 세워 놓은 모든 의예과 교육을 포기하는 것이 되고 말 것이다. 의예과 과정은 쉬어 가는 과정이 절대로 아니다. 보다 더 섬세하게 다루어야 할 소중한 과정이다. 따라서 이를 이끌어 갈 주체가 분명해져야 한다.

행정적으로는 의예과장이 있고, 사무실과 조교 정도가 제공될 것이다. 왜 의학과에 비해 빈약한 행정적 체계를 가져야 하는가?라는 질문을 우리 스스로에게 던져 보아야 한다.

1 : 2의 균형을 잃지 않아야 한다. 그만큼 의예과에 많은 투자가 있어야 하고 이를 이끌어 갈 주체가 분명히 있어야 한다. 그 주체는 학생과 교수, 대학이다. 대학은 좋은 시스템을 구축하고, 교수와 학생들은 함께 노력해 가야만 한다. 그 이야기를 앞으로 하나씩 써 갈 것이다.

016

성급한 일반화

"그래 봤자 의예과이고, 크게 변하지 않을 것이다."라고 미리 결론을 내린 분들이 계시다면 우린 이 일을 시작해서는 안 된다고 생각한다. 의예과를 왜 의과대학 산하에 두려고 한 것인가에 대한 원론적인 이야기를 계속 되새김질할 필요가 있다.

우리가 새롭게 의예과를 시작하려는 이유는 지금까지의 모든 문제점을 개선해 가자는 것이다. 의예과생들이 고3 수험생처럼 책상에 앉아서 공부만 하는 공부벌레가 되길 바라지 않는다. 그들이 갖고 있는 놀라운 천재성이나 잠재력이 의예과 교육과정을 통해 표출되길 소망하고 있기 때문이다.

그들이 후에 임상의사를 하든지 의과학자가 되든지, 아니면 다른 분야에서 일을 하든지 간에 의예과 교육과정을 통해 그들이 갖고 있는 그러한 능력이 개발될 수 있는 기회를 학교가 제공하자는 것이다.

따라서 "의예과생들은 놀 수밖에 없어."라는 일반화보다는 보석 같은 학생들이 의예과에서 나올 수 있기를 바라는 소망을 가져 보자는 것이다. 획일적인 틀에 의예과생들을 몰아 넣지 말자는 것이다. 그 획일적인 틀에 잘못 넣은 탓에 우리는 많은 인재를 잃었다고 생각한다.

단순히 인재를 찾기 위한 목적은 아니다. 대부분의 학생들은 후에 임상의사가 될 것이기 때문에 이 사회가 필요로 하는 '좋은 의사'가 되는 초석을 다지는 교육의 시간들이 되길 바라기 때문이다. 이런 소망이 의예과를 자연과학대학에서 의과대학으로 가져 온 가장 큰 이유이다.

017
꽈사가 어디예요?

의예과에 처음 들어오면 일반학과의 학생들과 마찬가지로 각 대학에서 필수적으로 요구하는 교양과목들을 위주로 수업을 받게 된다. 특히, 의예과에 갓 입학한 학생들은 각자 신청한 과목을 중심으로 캠퍼스의 이곳 저곳에 있는 강의실에 흩어져서 수업을 받게 된다. 자신은 의예과에 입학했지만, 일반학과 학생들과 뒤섞여 수업을 듣는 경우가 많다. 이렇게 한 학기가 금세 지나가 버리고 만다. 여름방학이 지나면서 학생들은 이제 의예과 학생들끼리 정보도 주고 받고 수강도 함께하는 시간이 늘어 간다.

그런데 이 무렵 수강신청과 관련하여 문제가 생기면 과사무실을 찾게 되는데, 흔히 과사무실이 어디 있는지 모르는 경우가 허다하다. 입학 전후에 있는 오리엔테이션에서 가르쳐 주는 경우가 대부분이지만 학생들은 잘 기억하지 못한다. 의학과 사무실과 같이 있는 경우는 오히려 쉽게 찾아갈 수 있으나, 그렇지 않은 경우 학생들은 헤맨다. "과사(학과사무실의 줄임말, 대개는 '꽈사'라고 발음한다)가 어디예요?"라고 묻고 다닌다.

행정실 주변을 두리번거리는 학생들은 대부분 의예과 학생이 많다. 대학은 의예과가 하나의 독립된 학과인 만큼 과사무실과 인력배치에 최선을 다해야 한다. 학생들이 쉽게 찾아가고, 도움을 요청할 수 있는 시스템이 갖추어져 있어야 한다는 말이다. 행정적으로 도움을 받을 수 있는 곳이 있어야 하는 것은 너무나 당연한 일이다.

사실 국내 의과대학을 평가하고 인증하는 기관인 한국의학교육평가원(의평원)에서 실시하는 인증평가의 내용 중에 '학업 상담 시스템', '진로 지도를 위한 프로그램', '학생의 사회적 · 재정적 · 개인적 요구를 다루는 학생 지원 프로그램' 등에 대하여 분명하게 요구하고 있다. 물론 평가인증은 의학과(본과)에 대하여 평가를 하는 것이지만, 이런 학생 지원 시스템들은 당연히 의예과에도 적용이 되어야 한다.

학생이 과사무실을 찾지 못해 헤매는 모습을 보고 어이없어 할 일이 아니다. 또한 학생들이 너무 무관심하다고 야단칠 일도 아니다. 학생들이 도움이 필요할 때 도움을 요청할 수 있는 시스템을 갖출 뿐만 아니라 운영도 잘되어야 하고, 학생들의 접근성도 좋아야 한다.

018
캠퍼스가 어디예요?

필자가 속한 전북대학교 의과대학은 본교에서 약간 떨어진(걸어서 다닐 만한) 곳에 병원이 있고, 그 병원에 맞닿아 의과대학이 존재한다. 의전원이 되기 전까지는 의예과가 자연과학대학 소속이었기 때문에 주로 학생들은 본교에서 생활해 왔다. 자신들은 의과대학(자연과학대학 의예과였지만, 스스로 의과대학 소속이라고 생각하였음)에 속해 있다고 생각하는데, 사실 의과대학에 와도 주인이 아니고, 본교에 있어도 주인이 아니었다. 따라서 그들은 그들만의 캠퍼스를 갖지 못하고 방황하게 되는 경우가 많았다.

의예과가 의과대학으로 소속된 이후 아직 많은 시간이 지나지 않아서 정확하게 판단하기는 쉽지 않지만, 아직도 그들이 속한 캠퍼스는 없어 보인다. 내가 속한 대학에서는 전에 수의과대학이 쓰던 건물에 강의실도 만들고, 학생회의실도 만들었다. 도서관도 만들어 그들만의 공간을 확보해 주려고 노력했다. 그럼에도 불구하고 학생들은 스스로 자신들의 캠퍼스에 대한 마음이 강하지 않다.

실제 학생들과 이야기해 보면 현재 자신이 속한 의예과보다는 본과에 대한 막연한 동경만 있는 듯하여 교수로서 마음이 아프다. 그들만의 캠퍼스가 자리 잡을 때 그들의 학습뿐만 아니라 대학생활도 좀 더 자기주도적으로 해 갈 수 있지 않을까? 하는 생각을 해 보는 것이다. 따라서 대학은 이런 부분에 대하여 좀 더 섬세한 노력을 해야 한다. 대학은 의예과생들에게 "이곳이 너희 땅이다."라고 정확하게 선을 그어 주어야 한다. 즉, 의예과생들이 주인의식을 가질 수 있는 환경을 제공해 주어야 한다.

019

유급제도가 있다

내가 학교 다니던 시절 선배들은 "본과에서는 몰라도 예과에서 유급하면 안 되지!"라고 말했다. 그런데 의예과에도 분명히 유급제도가 있다.

유급제도가 있다는 이야기는 그 제도가 적용된다는 뜻이다. 물론 대학에 따라서는 학사경고제도가 있어서 직접적인 유급은 하지 않기도 한다. 대학에 따라서는 재수강제도가 있지만 어찌 보면 유급제도와 비슷하다. 아무튼 많은 대학에서 의예과에 유급제도가 있다.

의예과에서 유급을 하는 경우는 대부분 결석을 하면서 시작한다. 출석점수를 받지 못할 뿐 아니라, 시험에서도 좋은 성적을 받을 수 없다. 본과(의학과)의 경우는 한 과목만 F를 받아도 유급하는 경우가 대부분이다. 재시험제도가 있어서 어느 정도 구제가 가능하지만, 본질적으로 재수강을 할 수 없는 시스템이기 때문에 한 학년을 다시 다녀야 한다.

다행히 의예과의 경우 학사경고제도와 재수강제도를 통해서 학생들은 학점을 취득할 수 있다. 사실 어느 대학이나 의예과에서 유급을 하는 일은 많지 않다. 그러나 본과 과목이 의예과 2학년으로 내려온 교육과정을 운영하는 대학에선 의외로 유급자 수가 많은 것을 볼 수 있다. 당연히 해부학이나 생리학 등 학점 비중이 높고 배워야 할 학업량이 많은 과목에서 나쁜 점수를 받아 유급을 하게 된다.

일반적으로 2년제의 의예과에서 유급을 하는 일은 많지 않다. 우리가 학교에 다닐 때 선배들에게 들었던 말 그대로 "의예과에서 유급을 하는 일"은 사실 창피한 일이다. 왜냐하면 자신의 학업에 조금만 신경을 쓴다면 유급할 일이 거의 없기 때문이다. 내가 대학에 들어가던 때는 '졸업정원제'라는 제도가 있었다. 입학정원의 30%를 추가적으로 뽑아서, 정원의 100%만 졸업시킨다는 의도에서 만들어진 제도였다. 따라서 의예과에서 의학과로 올라가는 학생들 중 F학점이 있다거나 학점이 부족한 경우가 아님에도 불구하고 15%를 본과에 올라가지 못하도록 유급을 시켰다. 아마도 의예과 역사상 가장 많은 학생이 유급되었을 것이다. 이런 경우가 아니라면, 의예과에서 본과로 올라가는 과정에서의 유급은 드문 편이다.

그럼에도 불구하고 유급을 언급하는 이유는 대부분의 의과대학에 그런 제도가 있다는 것이고, 지속적으로 적용되고 있다는 것이다. 또한 의예과에서 유급을 하는 학생들의 경우, 본과에 와서도 제대로 학습이 안 되는 경우를 많이 보아온 터라 미리 이런 이야기를 꺼내는 것이다.

본과 과정이야 워낙 힘든 과정이라 유급이 많은 편이고, 또한 유급을 받아들이는 것도 좀 더 자연스러울 수 있다(그러나 개인에게는 말할 수 없는 고통의 시간들임이 분명하다). 그러나 의예과에서의 유급은 한 개인으로서의 자존감이 떨어지고, 유급의 상처가 훨씬 더 크다. 이를 수치화할 수는 없지만, 의예과에서 유급 경험을 한 학생들의 경우 본과에서의 삶의 질이 매우 낮다고 생각된다. 이런 부분에 대하여 수많은 교수들이 고민에 고민을 하고 있다. 권하건대, 의예과에서의 유급은 절대 피해야 한다. 절대로.

020
교양과목이란 무엇인가?

필자가 속한 대학의 교양과목 개설 목적은 "올바른 인생관과 세계관 형성 및 창의적인 학문탐구의 기본 소양과 자질 함양을 하기 위함"이라고 되어 있다. 보통 "교양과목을 왜 배우죠?"라고 질문하면 시원하게 대답해 주는 사람이 거의 없다.

한마디 한마디를 되씹어 보자. 이렇게 질문을 할 수 있다.

- "무엇이 올바른 인생관이죠?"
- "어떤 세계관을 형성해야 하죠?"
- "창의적인 학문탐구가 뭐죠?"
- "그런 창의적인 학문탐구의 기본 소양과 자질은 뭐죠?"

이런 질문에 답변을 들을 수 있다면 우리는 많은 것을 얻어 낼 수 있고, 지금 고민하고 있는 교양과목의 목표점을 정확하게 알 수 있을 것이다. 그렇다면 먼저 교양教養의 정의를 정확하게 내려 볼 필요가 있다.

• 가르치어 기름
• 학문, 지식, 사회생활을 바탕으로 이루어지는 품위. 또는 문화에 대한 폭넓은 지식.

사전적 의미는 이렇다. 그럼에도 불구하고 많은 대학생들은 전공과목을 배우기 위해 '해야 할 공부' 정도로 생각하고 있다는 점이다. 이런 면은 의예과생들에게도 마찬가지다. 그저 '귀찮지만 해야니깐'이란 수준의 목표를 갖고 교양과목을 대하고 있는 것이다.

필자가 속한 대학도 다른 대학들과 비슷하게 교양과목을 분류하고 있다. 첫째로, '기초교양'은 대학에서 학문수행 및 향후 사회활동의 기본적 능력을 함양하는 교과목으로서 공통 기초와 이공계 기초로 구분하고 있다. 둘째로, '핵심교양'은 전체 학사과정의 중심을 이루며, 인간·사회 및 자연·과학·기술에 관한 인생관과 세계관을 형성하는 교과목 및 학제적인 교과목들로 구성하며, 인문적 사고의 기반, 사회이해의 기반, 과학적 사고의 기반으로 구분하고 있다. 셋째로, '일반교양'은 다양한 영역의 활동과 지적 성취를 경험하게 함으로써 학생들의 사고 형성과 자기개발에 도움을 주는 교과목들로 구성한다고 되어 있다.

기초교양은 11학점을 취득해야 하는데, 거기에 신입생 세미나(1), 인문고전 읽기(3), 글쓰기(3), 실용영어(3), 사회봉사(1)로 구성된다(괄호는 학점). 또한 핵심교양은 '인문적 사고의 기반'에 속한 9개 과목 중 1과목이 필수이고, '사회이해의 기반'에 속한 7개 과목 중 1과목이 필수이다. 따라서 핵심교양은 6학점을 취득해야 한다. 거기에 교양선택을 18학점 취득해야 하는데 핵심교양, 일반교양 이외에 이공계 기초를 18학점 취득해야만 한다.

이렇게 많은 교양과목을 취득하게 하는 이유는 무엇일까? 몇몇 의과대학 교수들은 이렇게 말하곤 한다. "쓸데없는 교양과목들 대충 배우고 예과 2학년부터 해부학을 배우도록 본과 과목들을 내리는 게 어때요?"라고 말이다. 그럴 때마다 이런 생각이 든다. '저 사람 교수 맞아?'라고. 지금 그 이유를 찾아보려고 하는 것이다. 즉, 일부 교수들이 필요없는 과목이라고 생각하는 교양과목을 배우는 궁극적 이유를 찾고자 하는 것이다.

다시 처음으로 되돌아갈 필요가 있다. "올바른 인생관과 세계관 형성 및 창의적인 학문탐구의 기본 소양과 자질 함양을 하기 위함"을 되씹어 보자. 과연 학생들은 이 목적을 보며 '나, 내가 뭘 해야 하고, 뭘 얻을 수 있겠구나!'라는 생각이 들까? 교양과목은 절대로 없애거나 축소하면 안 된다. 우리는 '인간'을 먼저 생각하지 않는 의사를 만들면 안 되기 때문이다.

3장
무엇을 배워야 하는가?

021
의예과의 존재 이유

의예과醫豫科에서 중요한 것은 '豫(미리 예)'이다. 의예과는 의학을 배우기 위한 기초를 쌓는 단계이다. 그 기초란 '자연과학'과 '인문사회학'을 말한다. 2년간의 과정은 자연과학을 통해 자연과학의 지식을 습득하는 것과 동시에 인문사회학을 통해 소양을 쌓는 시간이어야 한다. 특히 자연과학이라는 하드웨어를 만들어야만, 본과(의학과)에 들어가 의학이라는 소프트웨어를 그 위에 쌓을 수 있는 것이다.

이런 준비 없이 의학을 접하다 보니 "의학은 단순히 외우는 학문이다."라고 생각하는 학생들이 많은 것이다. 분자의 구조를 보고 "아, 이 분자는 어떤 구조식이고 또 어떤 기능그룹이 있어서 대충 세포의 어디랑 반응하고 어떤 증상을 일으키겠구나!"라고 하는 생각의 틀이 의예과 동안에 형성되어야 하는데, 그런 과정이 없기 때문에 본과에 가면 '닥치고 외우기'를 하게 되는 것이다.

예를 들어 'Mycostatin(마이코스타틴)은 antifungal drug(항진균성 약물)'이라고만 외우고 있다. 곰팡이가 어떻게 죽는지에 대한 기전에 대한 생각이 없다. 물론 모른다고 의사가 되지 못하는 것은 아니지만, 큰 틀에서 의학의 발전에는 영향력이 없는 의사가 되고 마는 셈이다.

도대체 의예과에서는 무엇을 배워야 하는가? 조금은 무거운 주제이지만 이야기를 하지 않을 수 없다. 한 가지 이야기를 하려고 한다. 1년 전 의예과 과목에 대해 교수들의 피드백을 받은 적이 있다. 의예과에서 필요없는 과목으로 가장 많이 지목된 것이 '유기화학'이었다. 그렇다면 과연 유기화학은 배우지 않아도 되는 학문일까?

유기화학有機化學은 "유기화합물의 구조나 특성, 제법 및 응용 등을 연구하는 화학의 한 분야"라고 정의할 수 있다. 일반 자연과학대학 학생들에게도 쉬운 학문은 아니다. 절대로 쉽고 재미있게 배울 수 있는 학문은 아니다.

이렇다 보니 학생들 사이에선 별로 재미도 없고 나중에 별 쓸모도 없는 학문이 되는 셈이다. 척추동물들을 형태학적으로 비교하는 '비교동물해부학'과는 학생들이 느끼는 수준이 다르다. 비교해부학은 왠지 해부학을 배우는 데 도움이 될 것 같은 생각이 들기 때문이다(실제로 많은 도움이 된다). 그러나 유기화학은 도대체 의대 공부에서 무엇이 도움이 되는지 가늠을 하지 못한다. 따라서 학생뿐만 아니라 그것을 배웠던 교수들마저도 외면하는 과목이 되어 버린 것이다. 결론을 말하자면, 유기화학은 의학에서 매우 중요한 기초학문이다.

022
의전원이 왜 실패했나?

의전원이 처음 도입되던 당시에 대부분의 대학은 교과부의 정책에 반대하였다. 그러나 교과부는 각 의과대학에 재정적 지원과 교수 충원을 떡밥으로 회유하였다. 그 결과 의전원 체제인 대학을 비롯하여, 의전원과 의과대학을 동시에 운영하는 병행대학 체제, 그리고 일부 대학은 의과대학을 그대로 유지하는 등 혼란의 시대를 보내야 했다.

이런 세 형태의 시스템으로 운영되는 각 대학의 교육과정은 이전의 의과대학과 다를 바가 하나도 없었다. 의전원은 분명히 대학원 과정이었음에도 불구하고, 학부의 교육과정이 그대로 적용되었다. 물론, 인증평가 영향을 받은 탓에 교과목 중심의 교육이 '통합교육'이라는 새로운 모습을 하였을 뿐, 이전의 의과대학 교육과정과 다르지 않았다. 더구나 의전원과 의과대학을 병행하는 대학마저도 의전원생과 의학과생이 같은 강의실에서 수업을 받았다.

또한 우려했던 대로 의전원 입시는 또 다른 입시를 만들어 내서 이공계 학생들의 의전원으로의 이탈은 계속되었다. 이공계를 다니는 학생들은 본인의 전공과목보다는 의전원 입시에 초점을 맞추어 학부생활을 하였기 때문에 자연스럽게 우려는 현실이 되었던 것이다.

또한 수련의들의 고령화(?)도 의료계의 환영을 받지 못하였다. 의전원이 정착되면서 점점 평균 나이가 낮아졌음에도 불구하고, 학부를 거쳐 들어오는 의전원 학생들의 평균 연령은 높을 수밖에 없었다. 더구나 의과대학 출신들과의 연령 차이 때문에 고령화에 대한 편견도 존재하였다.

또한 다양한 배경(학부를 중심으로)을 가진 학생들이 의학을 배우게 한다는 취지도 원래의 목적을 이끌어 내지 못했다. 입시의 다양성도, 다양한 진로도 없었다. 그저 의사면허증을 따고 수련을 받고 취직하는 단계를 보여 주었을 뿐이다. 물론 이 부분은 아직 진행 중이기 때문에 단정적으로 말하긴 이르다. 그럼에도 불구하고 큰 기대감이 없다는 것은 아쉬운 대목이다.

내가 보는 의전원 제도의 가장 큰 실패 원인은 이 제도를 도입하던 당시에 교과부의 밀어붙이기식 정책이 가장 큰 문제라로 생각된다. 교과부가 의학계의 의견을 받아들이지 않고, 회유와 협박을 통해 밀어붙였기 때문이다. 우리의 교육환경은 미국의 그것과는 차이가 있다. 문화차이도 있고, 교육에 대한 생각에도 차이가 있다. 특히 취업을 중심에 둔 대학의 교육과정은 대학의 본질에서 멀어졌기 때문에 의전원 제도마저도 안정성이 높고 고수입의 직장 개념으로 접근하는 경우가 많이 발생함으로써 '의학'이라는 본질을 잃어 버렸다는 점도 의전원 제도에 대한 부정적 생각뿐만 아니라 제도 자체의 실패를 만들어 냈다.

아마도 좀 더 고민하고 연구하고 미래지향적으로 의전원 제도를 도입했다면, 이처럼 혼란만 가져왔다가 사라진 의전원은 되지 않았을 것이다.

교육은 백년대계百年大計라고 했던가! 의예과를 쉽게 버렸던(?) 의학교육 현장은 10년 넘게 혼란만 가중시킨 채 잃어버린 시간들이 되고 말았다.

운영을 잘해야 하는 문제들을 개선하지 않고 '부실'이라는 굴레를 씌워 의예과의 존재를 말살했던 정책은 우리 사회의 의학교육에 대한 정책이 어떠한지를 적나라하게 보여 주는 대목이다.

023
수능 수학으로 충분할까?

학생뿐만 아니라 교수들도 “수학은 그 정도 수능 수학이면 충분해!”라든가, “수학을 전공할 것도 아닌데 어려운 수학은 뭐하러 해?”라고 말한다. 과연 그 말은 어떤 확신이나 근거를 가지고 하는 것일까?

수학이 과학에 미치는 영향이 매우 크다는 것은 누구나 아는 사실이다. 특히 정보화사회가 되기까지 수학이 과학에 미친 영향은 지대하다. 의예과에 들어온 학생들의 수학은 대부분 1등급이다. 즉, 고등학교 수학에서 최정상급 학생들이다.

의학은 과학이다. 과학에 수학이 미치는 영향이 큰 것처럼 과학의 한 분류인 의학에서 수학의 중요성은 당연한 것이다. 의예과 학생들은 의예과에서 배우는 일부 수학 과목 학점을 딴 이후에는 마치 수학이 필요 없는 것처럼 생각하는 경우가 많다. 따라서 점차 수학을 잊어버린다. 잊지 않더라도 더 발전시키지 못하고 그 자리에 머물고 만다. 학문으로서의 수학으로 발전을 시키지 못한다.

예를 들어, 게놈(genome)의 연구를 보자. DNA에 담긴 유전정보를 파악하고 해석할 수 있었던 것은 생물정보학生物情報學

(bioinformatics) 때문이다. 생물정보학은 생물학적인 문제를 응용수학, 정보과학, 통계학, 컴퓨터과학, 인공지능, 화학, 생화학 등을 이용하여 주로 분자 수준에서 다루는 학문이다. 여러 학문이 배경이 되고 있고, 그중 수학의 위치가 매우 중요하다. 더욱이 알파고로 인해 부각된 인공지능도 수학을 기반으로 구성되어 있다. 단순하게 빠른 컴퓨터가 아니다. 인공지능의 발전은 의학의 이해, 특히 신경과학의 발전과 함께하겠지만 수학의 중요성이 그만큼 크다는 것을 의미한다.

수능 수학으로 만족하거나 자만하는 것은 자신이 가진 소중한 수학적 지식을 유기하는 죄(?)를 범하는 것이다. 자신의 수학적 재능이 뛰어나다는 것은 그 재능이 인류를 위해 사용되어야 한다는 의미이기도 하다. 자신이 관심 있는 분야에 한 발짝 더 다가서는 용기와 지혜가 필요하다고 할 것이다.

024
역량 중심의 교육과정이 필요하다

역량(competence)이란 '어떤 일을 해낼 수 있는 힘'을 의미한다. 요즈음 교육 분야에서 자주 등장하는 역량은 학습을 하나의 단계로 이해하기 때문이다. 한국교육과정평가원은 보고서를 통해 21세기 미래시대 학교교육, 직업세계, 평생학습사회에서 요구하는 핵심역량으로 ① 창의력, ② 문제해결 능력, ③ 의사소통 능력, ④ 정보처리 능력, ⑤ 대인관계 능력, ⑥ 자기관리 능력, ⑦ 기초학습 능력, ⑧ 시민의식, ⑨ 범지구적 소양, ⑩ 진로개발 능력의 열 가지를 제시한 바 있다. 의학교육도 마찬가지다. 의학교육도 '졸업성과(outcome)'와 '졸업역량'을 교육목표의 결과로 인식한다.

그렇다면 의예과 교육에서도 똑같이 적용되어야 한다. 의학과에서 의학을 배우기 전 단계로서의 의예과 교육의 방향이 정해지는 것이다. 의학이라는 과학에 접근하기 위하여 준비하는 과정이 바로 의예과 과정이다.

즉, 의예과에서 갖추어야 할 역량은 바로 의학 전 단계의 학습을 통한 역량을 갖추는 일이다. 이 역량에 대하여 학교마다 조금씩 다르겠지만(각 대학마다 교육 목표나 목적은 다르다), 실은 거의 비슷하다. 실제로 필자가 근무하는 대학에서 정한 의예과의 학습목표는 다음과 같다.

> 전북대학교 의과대학은 수요자 중심, 세계 수준의 특성화 분야 육성, 지역과 함께 발전하는 대학, 세계 속의 대학이라는 전북대학교의 발전 비전에 기반을 두고 "지역과 국가, 그리고 국제사회가 필요로 하는 의료인을 육성하고 인류의 질병과 건강증진을 책임질 수 있는 의사를 양성"함에 있다.
>
> 1. 일차 진료에 필요한 의학 지식과 기술을 습득한다.
> 2. 창의적 의학연구의 능력을 배양한다.
> 3. 의사로서 바른 윤리관을 확립한다.
> 4. 자기 주도적 평생학습 능력을 함양한다.
> 5. 지역사회 보건의료 문제의 해결에 필요한 지도력을 기른다.
> 6. 국제화 사회에 걸맞는 인재로서 역량을 기른다.

이 목표는 현재 의학과와 비슷한 내용이다. 내 개인적으로는 이 교육목표는 의예과에 걸맞지 않기 때문에 새롭게 의예과의 교육목표가 만들어지길 기대하고 있다. 좀 더 구체적이고 명확한 교육목표로 거듭나길 소망하는 것이다.

요즈음 의학교육의 방향은 '역량 중심'이다. 앞서 이야기한 한국교육과정평가원의 보고서에 있는 역량 중심의 교육 방향은 의학교육 분야에도 적용되는 것이다.

025
통계학을 제대로 배워라

내가 의예과에 다니던 시절 통계학을 배웠다. 당시에 나는 '왜 통계학을 배워야 하는지?'에 대하여 의문을 갖고 있었다. 가르치는 교수도 그 목적성에 대하여 말하지 않았다. 선배들도 그냥 "D 이하만 받지 마!"라고 말했다.

그런데 의학을 배우다 보면 통계적으로 유의한 것들을 연구하면 의미있을 것 같은 게 너무 많다. 그런데 통계학에 대한 지식이 없으니 통계학적 관점으로 보는 능력을 갖추지 못하고 그저 짐작으로 평균을 비교하는 수준에 머물고 마는 것이다. 즉, 의학적 데이터들을 '과학적 통계학'을 통해 분석하고 검증하는 것에 대한 필요성을 알지 못했던 것이다.

보건의학 분야뿐만 아니라 임상의학에서도 통계학의 필요성은 매우 크다. 그럼에도 불구하고 의예과에서 배우는 통계학에 대한 학습목표가 뚜렷하지 못하다. 더구나 학생들도 이 과목의 필요성에 대하여 모르거나 너무 막연하게 생각한다는 점이 매우 아쉽다.

통계학을 제대로 익힌 의사는 단순히 자신이 모아둔 데이터를 분석하는 데 초점을 두지 않는다. 자신이 얻고자 하는 데이터를 모으는 일부터 통계학적 지식이 없는 사람과 차이를 보인다. 이미 분석의 출발점이 다르기 때문에 논문이나 연구의 질이 매우 달라진다.

고등학교 때까지 수학 1등급을 유지했던(수학 2등급이 의대에 들어오는 것은 하늘의 별따기만큼 어렵다) 학생들이 의예과에 들어온 후에 자신의 수학적 지식을 모두 버린 탓에 통계학을 제대로 배우지 못하는 경우가 많다. 수학과 통계학을 스스로 연마하는 과정은 자신이 나중에 의사로 살아가는 동안에 큰 힘이 될 것이다. 의학은 과학의 한 종류이기 때문이다. 자신이 진료하는 과정 중에 통계학적 시각으로 바라보는 것은 의사가 가져야 할 역량이다.

026

쓸데없는 과목은 없다

의학전문대학원 체제가 끝나 가면서 의과대학 체제로 되돌아가고 있다. 일부 정치공무원들의 파렴치한 결정으로(물론 의전원 체제에 대한 평가는 후일에 정확하게 내려질 것이지만) 혼란을 겪었던 의학교육 시스템이 3개 대학(이 중 일부는 다시 의과대학 체제로 돌아가고 싶어 한다)을 제외한 모든 대학에서 의과대학 체제가 되었다.

기존에 의전원으로 약 10년간 학생을 교육해 온 대학들은 의예과의 부활과 함께 의예과 교육의 목적과 방향을 다시금 세우고 있는 중이다. 의과대학 교수들은 자신이 경험했던 의예과 교육을 한마디로 표현하면 '쓸데없는 과정'으로 기억하고 있는 경우가 상당히 많다. 과연 의예과가 필요 없는 과정이었을까? 아니면 운영을 잘못했던 것일까? 아니면 또 다른 문제를 안고 있는 것일까?

왜 의예과가 자연과학대학에 속하였고, 자연과학대학에서 가르치는 과목들을 이수해야만 했을까? 물론 의학교육의 트렌드는 변하고 있다. 이제는 의학교육의 학습목표가 1차 진료가 가능한 퍼포먼스를 취득하는 것에 맞추어져 있다. 교육체제란 끊임없이 변한다. 의사의 역할이 변하듯이 교육도 변화하고 있는 것이다. 그럼에도 불구하고 '의학(medicine)'의 본질에 대하여 다시금 재고할 필요가 있다.

의학은 자연과학의 한 부류이다. 의학에 비하여 그 학문의 폭이 매우 넓은 자연과학을 의학을 배우기 전에 배우는 것이 바로 의예과 과정이었다. 지금 의과대학의 교수진을 이루고 있는 세대에게 의예과는 단지 본과(의학과)에 올라가기 위한 과정이었을 뿐이다. 학문적 가치도, 학문적 열정도 의예과에는 없었다. 무엇을 배워야 하는지? 무엇을 해야 하는지?에 대한 생각도 없었다. 그 누구도 그 부분에 대하여 책임을 지지 않았다.

그 시절에는 책임을 지지 않을 선배들의 입에서 나오는 전설(?)에 가까운 정보만이 그들의 삶을 지배했다고 극단적으로 표현할 수도 있다. 선배들이 주는 정보라는 것이 "어느 교수를 조심해라"라든가, "학점을 잘 주는 과목은 무엇"이라든가, "학점을 따기 쉬운 과목은 무엇"이라든가 등등 의학을 배우는 앞 단계로서의 의예과 과정은 그렇게 왜곡되어 있었다.

그런 경험들을 가지고 있는 세대 교수들이 의예과 교육과정의 개발에 참여하다 보니 그 시각마저도 좁고, 때론 왜곡되어 있다. 그중 큰 문제는 의예과를 교양과목 중심의 과정으로 인식하는 것이다. 그리고 그보다 더 큰 문제는 '교양'이라는 것이 무엇이냐?라는 것이다. 바로 '교양과목'의 정의가 제대로 서 있지 못하다는 것이 나의 우려이다.

먼저 '교양과목'의 정의를 내려야 한다. 이제 의예과가 의과대학

속에 편입되는 경우가 대부분인 상황에서 '의학과 진학을 위한 과정으로서의 의예과'에 대한 개념을 정리할 필요가 있다. 어느 의과대학이든지 명확한 학습목표를 가지고 있다. 그리고 거기에 맞는 교육과정을 갖고 있다. 따라서 의예과도 분명한 학습목표와 교육과정을 개발해야 한다. 그것을 위해 많은 대학이 수고를 하고 있다.

지금 상황에서 의예과를 어떻게 이해하느냐?에 따라 교육과정은 달라진다. 우리나라 대학입시는 결코 의예과에 맞는 학생들을 뽑지 못하는 입시제도를 갖고 있다. 그저 성적으로만 뽑다 보니 인성 분야는 전혀 고려하지 못한다. 이것을 인식하는 대학은 의예과 과정을 인성을 쌓는(또는 가꾸는) 과정 정도로 인식하는 경우도 더러 있다. 때로는 의학과에서 배워야 할 일부 과목을 내려서 배우는 시간 확보의 과정으로 인식하는 경우도 있다.

다시금 강조하지만, 의학과 진학을 위한 과정으로서의 의예과로서 이해하는 것이 가장 중요하다. 옛날에는 왜 자연과학대학에 의예과가 있었고(지금도 이 시스템을 고수하는 곳도 있다), 자연과학 과목을 배워야 했던가?를 생각해 보아야 한다. 지금의 의학교육의 목표는 '기능인으로서의 의사'라는 극단적인 생각이 든다. 총체적으로 자연과학을 이해하고 그 안에 있는 의학을 배우고 익힌 의사를 생각하지 못하는 것 같다.

이런 말을 하는 이유는 '의사', '의학자', '의과학자'를 길러내는 과정으로서의 의예과와 의학과 과정을 보아야 한다는 것이다. 의사는 Doctor이다. 의사는 그냥 박사가 된다. 인간을 이해하는 박사이어야 한다. 현대의 의사 역할은 다양화를 거치면서 Doctor라는 이미지와 많이 멀어져 가고 있다. 즉, 본질을 잃어 가는 느낌이다.

그러니 의예과 과정은 불필요해 보일 수도 있다. 의전원을 주장했던 많은 사람들은 '의예과 교육의 부실'을 이유로 꼽았다. 그들은 의예과 교육에 대한 평가를 제대로 하지 않고, 잘못 운영되어 온 의예과 과정을 볼모로 수많은 대학에 혼란을 야기했다. 교육과정의 결정권을 가진 그들(각 의과대학)마저도 의예과 교육의 정상화를 생각한 것이 아니라 '버림'을 선택했다. 그렇다면 의예과를 대신했던 일반 학부과정이 과연 의학을 배우기 위한 앞 단계로서의 학문 과정이었는가? 하는 것을 생각해 보자. 대답은 "아니올시다."이다.

의예과 교육목적의 본질을 잃었던 것처럼 의전원을 위한 학부과정마저도 그 본질을 잃었거나 왜곡되었던 셈이다. 그러기에 대부분의 대학들이 다시 의예과를 도입하기로 했는데, 내가 걱정하는 것은 바로 '의예과 교육'이다. 그 본질을 생각하지 못하고 교육과정을 개발하는 것은 또다시 잘못을 반복할 우려가 있다.

그 와중에 '교양'과목을 떠올린 것이다. 과연 대학에서 말하는 교양이란 무엇인가? 이것은 사회에서 말하는 교양이 아니다. 에티켓이나 매너가 아니다. 평생교육원에서 가르치는 취미나 문화생활에 필요한 과목을 배우는 것은 더더욱 아니다. 의예과에 체육 과목이 있다면, 그 과목을 배웠던 경험이 나중에 의사로서 스포츠와 관련된 무엇인가를 발전시켜 나갈 수 있는 학문이어야 한다는 것이다. 그저 테니스를 배우는 과목을 의예과에 넣어서는 안 된다는 것이다. 또 예를 들어, 우리가 의예과를 다니면서 배웠던 심리학은 후에 의학과에서 배운 정신과를 이해하는 데 큰 도움이 되었다.

의예과에서 배워야 할 과목들의 본질에 대한 고찰이 분명히 있어야 한다. 의예과를 의과대학 안으로 편입한 이유가 교육의 행정적 어려움을 해결하기 위한 쪽으로 기운다든가, 그런 교양(이 글에서 말하고자 하는 교양이 아닌)이나 쌓는 과정으로 만들어서는 안 된다. 2년의 과정 안에 '학문'이 있어야 한다는 것이다. 학생들을 공부의 구렁텅이에 빠뜨리자는 것이 아니다. 의예과생들이 의학을 배우기 전에 마땅히 갖추어야 할 '역량'을 극대화하는 과정이 의예과의 2년 과정 안에 있어야 하고, 이것을 위해 의예과 교육과정을 개발하는 교수들은 고민에 또 고민과 연구를 해야 한다는 것이다.

027
시스템 생물학

의예과 교육과정을 이야기할 때 늘 답답한 마음이 든다. "왜 그 어려운 수학을 배워야 하냐?", "그걸 어디에 써먹냐?", "고등학교 때 이미 생물 다 배웠는데 그걸 왜 또 배우냐?", "기초과목 몇 과목 의예과로 내리자." 등 반응이 다양하다. 그렇게 말하는 이유에 대해서는 잘 알고 있다.

'시스템생물학'이라는, 일반인들에게뿐만 아니라 의과대학 교수들에게도 생소한 과목이 있다. 일반생물학과는 거리가 있지만 분명히 생물학(biology)이다. 의학(medicine)도 생물학의 한 분야라고 볼 수 있다. 물론 생물학 이외에 많은 학문이 포함되긴 하지만 큰 줄거리에선 그렇다.

많은 의대 교수가 그들이 의예과를 다니던 시절에는 전형적인(?) 의예과생처럼 다닌 경우가 많았다. 그리고 의학을 배우고 나니 이런 학문의 필요성을 느끼지 못한다. 물론 모든 교수에게 이 분야가 필요한 것은 아니지만, 만일에 의학을 배우기 전에 이런 학문을 조금이라도 접한 경험이 있다면 의학을 또 다른 방향에서 받아들였을 것이고, 학문의 폭이 지금보다 훨씬 더 넓어졌을 것이다.

바로 그 부분이다. 요즈음 의사는 하나의 직업으로 인식하는 경우가 많다. 그저 좋은 직업. 그러나 우리가 추구하고자 하는 것은 좋은 직업이 아니라 '좋은 의사'를 길러내는 데 집중되어 있다. 학문을 잘하는 의사가 좋은 의사라는 뜻은 아니다. 학문의 폭을 넓히고 우리의 시야를 넓혔다면, 우리는 더 좋은 학문을 할 수 있다는 뜻이다.

진정으로 원한다. 의예과 교육과정 개발에 고민의 고민을 하자는 것이다. 깊게 생각하자는 뜻은 참고문헌(references)에 근거하는 고민을 해 보자는 것이다. 교육과정 개발에 대해 더 심도있게 고민하고 연구를 해야 하는 것이다. 의예과 교육과정을 우리의 편의나 편리를 위해 만들면 안 된다. 강의할 사람이 없다고 쉽게 강의자를 구할 수 있는 과목을 개설하면 안 된다. 학생들의 상황과 특성을 파악하고 그들이 우리가 원하는 역량을 갖출 수 있는 그런 의예과 과정이 되었으면 하는 바람이다.

이 글을 쓰고 있는 곳은 '융복합 중개연구 인력양성' 워크숍이 열리고 있는 안산의 한국전기연구원(KERI) 대회의실이다. 지금 강의는 '생통계학의 이해 및 자료관리 원칙'이다. 만일에 내가 의예과에서 통계학을 제대로 배웠다면 논문의 방향이나 방법에서 크게 도움이 되었을 텐데 많이 아쉬운 것이다. 그런 아쉬움이 많이 남기 때문에 우리 대학에서 의예과 교육과정 개발에 많은 노력을 하자고 이런 글을 쓰는 것이다.

028
학점을 취득했다고?

학점을 따기 위한 수강신청은 자신에게 어떤 이익을 가져올까? 남보다 좀 더 잘 맞아서 좋은 학점을 따는 것은 분명 좋은 일이긴 하지만, 그 학문이 나의 것이 되지 못하거나 내가 의학을 배우는 데 연결이 되지 못하고 도움이 되지 못한다면 아무런 의미가 없다고 보아야 한다.

앞서 '필요없는 과목은 없다'라는 글을 쓴 적이 있다. 현재 의예과에서 배우는 모든 과목은 의학을 배우기 전 단계로서 의예과 과정에서 필요한 과목들을 배우는 것이다. 따라서 필요에 따라 배우기 때문에 모든 과목이 나의 지식이 되어야 하는 것이 맞다.

나쁜 학점을 받는 것이 부끄러운 것이 아니라, 나의 지식이 되지 못하는 것 때문에 부끄러워야 한다. 의예과에서 배우는 과목은 자신의 평생을 통해 자산이 될 지식을 쌓는 것이다. 당장 의학과 관련이 없어 보인다고 쉽게 생각하면 안 된다는 뜻이다.

학문學問이란 "어떤 분야를 체계적으로 배워서 익힘. 또는 그런 지식."이다. 필요한 분야를 체계적으로 배우고 그것이 나의 것이 되어야 한다. 물론 좋은 학점을 받지 말라는 뜻이 아니다. 좋은 학점을 받는다는 것은 그만큼 남보다 열심히 노력한 결과이고 대가이다.

의과대학 교수들은 좋은 학점을 받은 학생을 좋아한다. 성적이 높으면 그만큼 똑똑하고 노력을 했을 것이라고 판단하기 때문이다. 내가 말하고자 하는 것은, 그렇게 외부적으로 보이는 자신의 모습이 아니라, 스스로 자신을 돌아보았을 때 떳떳하고 지식과 역량을 갖추었다고 판단할 수 있을 수준을 의미한다. 그래야만 학문이 재미가 있어지는 것이다. 그리고 비로소 그 학문은 내 것이 된다. 자신의 인생에서 큰 재산이 되는 것이다. 그 누구도 빼앗아 갈 수 없는 재산이다.

029
과학으로서 의학의 접근

배우는 과정에서의 의학은 창의력보다는 암기에 의존하는 학습을 한다. 의학의 특성이 그렇다. 따라서 의사가 되어서 환자를 보면서도 창의력보다는 수많은 정보의 암기력에 의존하는 경우가 많다. 진료와 치료에서만큼은 그렇다는 뜻이다.

그러나 질병의 실체를 밝히고 이를 해결하기 위한 노력의 과정 중에서 의학은 당연히 과학의 한 부류일 수밖에 없다. 수많은 의사들이 질병을 진단하고 치료하는 일에 몰두하는 동안, 또 다른 의사들은 질병을 연구하는 데 시간과 에너지를 써야 한다.

의학을 환자의 진료와 치료에 국한하는 사회적 분위기 때문에 의학은 과학과 거리가 멀다고 생각하는 사람들, 아니 의사들도 많이 있다. 그럼에도 불구하고 의학이 과학적 사고에서 출발하지 못하면, 현대의학도 의사들이 비난하는 한방진료와 별 다를 바가 없어진다. 지금은 비의학적이라고 비난받는 한의학도 당시에는 새로운 과학이었고, 학문이었다.

현재의 자연과학 수준은 세포의 수준을 이미 넘어서 분자생물학과 유전학에 근거한 진단과 치료가 이루어지고 있다. 이런 시대를 살아가는 의사들에게 과학적 사고의 접근은 매우 중요하다. 물론 의학을 자연과학과 인문사회과학으로 보는 관점으로 넓혀진 오늘날에는 너무 자연과학 쪽에 치우치는 것도 문제가 있긴 하지만, 일단 생물체인 인간을 진단하고 치료하는 과정에서 과학으로서의 의학은 중요한 인식의 시작이다.

비과학적 근거에 따른 진단이나 치료는 일종의 사기다. 따라서 자연과학을 주로 배우는 의예과 과정부터 이러한 인식의 출발은 미래에 의학을 배우고 발전시켜 나가야 하는 의예과생들에게 매우 중요한 부분이라고 할 것이다.

030
에스페란토를 배우라

나는 해부학, 조직학, 신경해부학, 발생학 등 해부학과 관련된 과목을 주로 강의한다. 그 이외에 의학용어와 에스페란토를 강의한다. 에스페란토는 심화선택이라는 소규모 강좌이다. 인문사회의학으로 분류하여 소규모의 학생들에게 한 쿼터(1/4학기) 동안 강의를 한다. 에스페란토를 잠깐 소개하는 수준이다.

몇 년 전에 둘째 아들로부터 소개를 받아 처음으로 에스페란토를 접했다. 혼자 공부하면서 블로그에 정리해 두었던 글을 모아 한 권의 책으로 만들었다. 요즈음 심화선택 수업으로 에스페란토를 소규모의 본과생들에게 강의를 하고 있다.

내 스스로에게 이런 질문을 던져 본 적이 있다. "영어도 안 되는데, 무슨 새로운 언어냐?"고 말이다. 그런데 에스페란토라는 새로운 언어를 배우는 과정에서 언어 자체보다 더 많은 것들을 얻는 시간이었기에 여기에 글을 쓰는 것이다.

에스페란토(Esperanto)는 세계에서 가장 많이 쓰이는 인위적으로 만든 인공어이다. '에스페란토'라는 이름은 1887년 발표한 국제어 문법 제1서에 쓰였던 라자로 루드비코 자멘호프(Ludwik Lazarus

Zamenhof, 1859~1917)의 필명인 'D-ro Esperanto(에스페란토 박사)'에서 유래하였다고 한다. 본래 Esperanto의 뜻은 '희망하는 사람'이다. 국제적 의사소통을 위해, 배우기 쉽고 중립적인 언어를 목표로 하여 만들어졌다. 원래는 국제어(Lingvo Internacia)라고 불렸다.

현재 에스페란토는 여행, 의사교환, 문화 교류, 편지, 언어교육 등 많은 곳에서 사용되고 있다. 전 세계 200만 명의 사람들이 에스페란토로 대화할 수 있다. 그중에서 약 2,000~3,000명은 에스페란토를 말할 줄 아는 부모 사이에서 에스페란토를 모어로 습득하였다.

이 언어는 원형만 알면 문장 구성이나 시제의 변화가 동일하기 때문에 매우 쉽게 습득할 수 있다. 문자는 모두 28개이고 a, e, i, o, u 5개의 모음과 23개의 자음으로 구성된다. "1자 1음의 원칙"에 의해 모든 문자는 하나의 소리를 내고 강세는 항상 뒤에서 두 번째 음절에 있다. 각 어간에 품사의 고유 어미를 붙여서 명사, 동사, 형용사, 부사를 표현한다. 명사는 -o, 형용사는 -a, 부사는 -e, 동사원형은 -i로 끝난다. 동사는 시제에 따라 현재형은 -as, 과거형은 -is, 미래형은 -os로 끝난다. 불규칙변화는 절대로 없다. 예를 들어 '사랑(love)'을 뜻하는 명사는 'amo'이고, 형용사(사랑의)는 'ama', 부사(사랑으로)는 'ame', 동사(사랑하다)는 'ami'이며, 시제에 따라 사랑하였다는 'amis', 사랑할 것이다는 'amos'가 되는 것이다. 특정한 의미를 갖는 접두사나 접미사를 사용하여 단어를 확장하기 때문에 굳이 암기할 필요가 없다. 예를 들어 아버지는 patro, 어머니는 patrino, 장인은 bopatro, 장모는 bopatrino이고, 복수형은 어미에 -j를 붙이고, 목적어는 -n을 붙여서 표기한다.

지구상에서 영어는 만국 공통어가 되었다. 역사적으로 국가의 힘에 따라서 공통어는 계속 바뀌어 왔다. 지금은 영어의 시대이다. 그런데 내 생각에는 앞으로 다른 언어로 바뀔 것 같지 않다. 이유는 컴퓨터 기반의 세상에서 코딩하는 언어로 영어가 쓰이고 있기 때문이다. 그런 세상에서 영어만 배우면 된다고 생각할 수도 있다.

나는 에스페란토를 잘 구사하지 못한다. 자꾸 잊어버리기 때문이다. 그러나 에스페란토를 배우면서 나는 '인간의 본질'에 대하여 자꾸 생각하게 되었다. 새로운 언어를 배우는 게 중요한 것이 아니라 새로운 언어를 개발한 자멘호프 박사의 마음을 읽을 수 있었기 때문이다. 사실 기본적인 문법은 두 시간 정도면 모두 배울 수 있는 언어가 바로 에스페란토이지만, 에스페란토를 아느냐? 모르느냐?의 문제가 아니라 언어의 주체인 인간에 대하여 좀 더 생각해 볼 수 있는 기회가 되었기 때문에 이렇게 주저리 주저리 적어 보는 것이다.

사람들이 새로운 언어를 배우는 이유는 단순히 언어를 배움으로써 얻는 이익이 있을 것으로 생각하기 때문이다. 새로운 언어를 통해 두뇌가 발달한다든가, 다른 분야의 학습능력이 올라간다든가, 집중력이 좋아진다든가, 자존감이 올라간다든가, 심지어는 자신의 모국어까지 발전한다고 말한다. 물론 이런 결과를 부정하지는 않는다. 내가 의예과생에게 굳이 에스페란토를 꺼낸 이유는 새로운 언어를 배우는 과정에서 '인간에 대한 이해'의 폭이 더 넓어질 수 있기를 기대하기 때문이다.

에스페란토뿐만 아니라 새로운 언어에 도전해 보는 것은 어떨까?

031

영어가 필요해?

정보화시대를 사는 현대인들에게 영어는 매우 중요하다. 단순히 영어권 사람들과의 대화 그 이상의 것을 얻는다. 정보화시대에 맞게 우리는 수많은 정보의 바다를 항해하며 살아간다. 스마트폰을 비롯하여 IT 기기들을 통해 쉽게 정보를 얻는 기쁨을 누리며 산다.

그러나 생각해 보라. 우리가 보거나 듣는 것들이 다 진실이냐?는 말이다. 우리가 잘못된 정보에 많이 노출될수록 우리는 우매해질 수밖에 없다. 아니, 좋은 정보를 얻기 위해 광고 쓰레기를 뒤져야 하는 수고를 해야 할지도 모른다. 어떤 것이 쓰레기인지, 어떤 것이 진짜인지를 구별하기 위해 에너지를 써야 한다. 많은 정보를 쉽게 얻는 장점을 이용하는 사람들이 생길 수 있는 구조이다.

우리나라 사람들의 정보검색은 대부분 네이버(NAVER)를 통해 이루어진다. 뭔가 찾으려면 네이버를 뒤지고, 네이버 지식인을 신봉한다. 그러나 실제 네이버 검색을 통해 자신이 원하는 것을 얼마나 찾을 수 있었는지 돌이켜보라. 얄팍한 정보들이 쏟아져 나온다. 이런 얄팍한 지식과 수많은 광고들을 접하게 된다. 그럼에도 불구하고 수많은 사람들이 네이버에 의존한다.

'구글링(Googling, 구글에서 검색하는 것)'을 하기를 권한다. 그것도 영문을 통해 검색한다면 더욱 좋은 정보를 얻을 수 있다. '뇌발육(brain development)'에 대한 검색결과를 네이버, 구글한글, 구글영문 순으로 캡처해서 비교해 본 적이 있다. 여러분도 이런 식으로 자료를 검색하며 비교를 해 본다면 쉽게 답이 나올 듯하다.

할 수만 있다면 영문으로 검색하면 정말 좋은 학술적 가치가 있는 정보들을 얻을 수 있다. 그러기 위해선 언어장벽을 넘어야 하고, 영어 공부를 할 수밖에 없다. 아무리 번역기가 나온다고 해도 말이다.

영어 공부를 평생 동안 해야 하는 이유다. 교수로서 살아온 시간 속에서 "인생 가운데 무엇이 중요하냐?"는 질문을 받으면 나는 꼭 '독서'와 '영어 공부'에 대한 이야기를 항상 강조하고 있다.

032
조직학 실습이 어려운 이유

본과 1학년 때 배우는 해부학과 조직학은 실습이 따로 있다. 해부학 실습은 나름대로 할 만하다고 말하는데, 조직학 실습은 어려워한다. 한번도 조직 슬라이드를 만들어 본 적이 없는 학생들 입장에선 어려울 수밖에 없다. 방향도 모르고, 조직에 대해서 배우긴 하지만 교과서 사진과 다른 실제 조직 슬라이드를 보는 것은 쉽지 않다.

미국의 수많은 의과대학에서 의예과 과정에 요구되는 과목 중 하나가 자연과학 과목과 실습이다. 의전원의 경우도 선수과목으로 자연과학 과목과 실습을 요구한다. 예를 들어, '생물과 실습' 처럼 말이다. 의예과 과정에서 배우는 과목 중에 절대 빠지지 않는 과목이 생물이다. 그런데 요즈음 생물을 배우면서 실습이 빠져 있는 경우가 너무 많다. 실습이 있더라도 나의 기대에는 미치지 못한다고 생각된다.

실습을 하지 않으니 학생들은 고등학교 때 배웠던 생물과 차이를 느끼지 못한다. 그러니 학문에 대한 동기부여가 되지 않는다. 학생들은 그저 학점을 잘 주는 교수를 찾아 수강신청을 하고 학점을 따는 데 중점을 둔다. 안타까운 일이지만, 그것이 현재 의예과에서 일어나고 있는 일이다.

이러니 세포에 대하여 수많은 시간을 배우지만, 정작 현미경상에서 세포가 무엇인지 찾지 못한다. 뻔히 보이는데도 세포가 무엇인지 찾지 못한다. 그러니 조직학 실습이 어려울 수밖에 없다. 인체의 질병을 이해하는 데 세포 수준의 지식은 매우 중요하다. 현미경에서 가장 기본적인 세포에 대한 개념이 없으니 당연히 조직을 전체적으로 이해하고 설명할 수 없게 된다.

그런 이유로 염증이나 종양에 대한 개념 또한 구체적이지도 체계적이지도 못하다. 그저 필요한 부분을 외워 버리고 만다. 그렇게 하면 당연히 질병에 대해서도 정확한 지식을 가질 수 없게 된다.

얼마전에 의예과 학생이 한 명 찾아왔다. 현미경으로 조직을 좀 보고 싶다고 했다. 현미경 사용의 기본적인 사용법을 알려주고 조직 슬라이드를 내주었다. 그 학생은 한참 동안 낑낑대더니 세포를 보기 시작했다. 교수인 내 입장에서는 그저 현미경으로 조직을 직접 보겠다고 온 것 자체가 예쁘게 보였다. 조직을 제대로 보는지의 여부보다 그런 자세가 맘에 드는 것이다. 이런 학생이 많아졌으면 하는 바람이다.

의예과 과정에서 스스로 찾아서 학습을 하겠다고 하는 학생을 외면할 교수는 한 명도 없다. 그저 책으로 보던 조직 사진을 직접 현미경으로 보고 관찰하는 경험을 하게 된다면, 본과에서 조직학 실습은 재미있는 시간이 될 것이다. 이어 병리학 수업도 흥미로운 시간으로 변할 것이다.

033
힐링의 인문학 수업

한 학생이 방학이 끝날 무렵 나를 찾아왔다. "방학은 어땠어?"라는 나의 질문에 학생은 환하게 미소를 지으며 "정말 좋았어요. 특히 과학사 과목은 힐링의 시간이었어요."라고 말한다. 거기에 덧붙인다. "지난번 교수님과 약속한 것처럼 1학기를 보낸 시간들을 글로 남겨 보았어요. 정말 유익한 방학을 보냈어요."

사실 그 학생에게 한 학기의 삶을 글로 정리하였는지 여부를 물어보고 싶었는데, 갑자기 과학사 이야기를 꺼냈다. 그 학생은 과학사라는 인문학 수업을 통해 스스로 힐링이 되는 자신을 발견한 것이다. 그 학생이 "이제 의학사를 듣고 싶어요."라고 흥분된 어조로 말한다. "그래? 그 과목은 2학년 정규수업에 들어 있어. 그때 들으면 되지 않을까?"라고 말했다. 그 학생은 "이번에 들으면 안 되나요?"라고 묻는다. "물론 담당 교수님께 부탁을 할 수 있겠지만, 그러면 내년엔 무엇을 들으려고?"라고 말해 주었다.

그 학생과의 대화를 통해 나는 학생들이 스스로 수업을 통해 힐링되는 자신을 발견한다는 것이 매우 흥미로웠다. 물론 그 학생이 말하는 힐링이 어떤 것인지는 나의 생각과 차이가 있을 수 있겠지만,

그 학생이 그 과목을 통해 학문에 대한 친밀감을 가졌다는 점에서 기쁘게 생각하는 것이다. 그런 역사를 배우는 일은 매우 중요하다. 현대 의학은 하루아침에 이루어진 것이 아니다. 현대의 과학이 그렇듯이 의학도 스스로의 역사를 가지며 발전되어 왔다.

지금 교육과정에는 의예과이든 의학과이든 여러 형태의 인문학 과정이 들어 있다. 이름하여 '의료인문학'이다. 아마도 기존에 의과대학을 졸업한 의사들은 "무슨 의과대학에서 인문학이냐?"라고 말할지 모른다. 그러나, 대부분의 의과대학에서는 의료인문학이 정규과목으로 들어가 있다. 의학은 이미 자연과학을 넘어 인문사회의학 영역을 포함하고 있다. 우리가 가르치고 배우는 학문인 의학의 중심에 바로 '사람'이 있기 때문이다.

034
자신을 발견할 타이밍

나는 여러 글에서 비슷한 표현들을 써 왔다. 자신에 대한 성찰에 관한 이야기를 말이다. 수시로 들어온 학생이 제대로 자소서를 썼다면 아마도 이런 일들을 이미 했을 것이다. 학생 스스로 자소서를 쓰는 경우는 많지 않은 현실(물론 이를 일반화하고 싶지는 않다)은 안타까운 일이다.

의예과 시절에 자소서를 써 보라고 말하는 것은 아니다. 자기 자신에 대한 수많은 요소들을 찾아보는 시간을 가지라는 것이다. 나는 자신을 발견할 수 있는 두 가지 방법을 제시한다. 하나는 독서이고, 하나는 글쓰기이다. 마냥 자신에 대하여 생각하는 것보다 실제로 자신의 생각을 글로 정리해 보는 것이 좋다.

여러 요소들에 대하여 글을 쓰고, 또 그런 요소들에 대한 수많은 책과 자료들을 찾아봄으로써 자신의 모습을 좀 더 구체적으로, 객관적으로 볼 수 있는 기회가 된다. 인생의 어느 때보다 의예과 시절에는 자신에게 주어진 시간이 많다. 그리고 갓 20대를 시작하는 인생의 황금기에 자신에 대해 기록해 보고, 또 다른 자료들과 비교해 보는 일은 매우 흥미롭고 의미있는 일이다.

SNS에 툭 던지는 글 하나도 중요하다고 생각한다(물론 나는 SNS를 버리라고 권한다). 자신을 성찰하는 글을 자주 남기고 검토하는 일은 매우 유익한 일이다. 자신에 대한 고뇌 없이 자신을 발전시킬 수는 없다. 자기 자신을 더욱 더 발전시키기 위하여 자신에 대한 글쓰기를 하라는 것이다. 그러나 단순히 글쓰기만으로 그친다면 자신을 분석할 기회를 놓치게 된다. 꼭 많은 독서를 통해 타인의 삶과 철학, 생각을 보아야 한다. 그래야만 자신의 본질을 좀 더 알 수 있게 된다.

035

예일대학교의 의예과 과정

예일대학교는 의학전문대학원 체재이며, 의대 입시에서 MCAT 뿐만 아니라 의예과 과정에서 필요한 것들을 따로 요구하고 있다. 2015년 이후에 요구하는 사항들은 아래와 같다.

- General Biology or Zoology (2 semesters)
- General Chemistry (2 semesters)
- Organic Chemistry (1 semester)
- Biochemistry (1 semester - laboratory recommended, but not required)
- General Physics (2 semesters)

예일대학교는 의예과 과정에서 성취해야 할 것들에서 기본적인 자연과학 과목의 강의뿐만 아니라 꼭 실습(laboratory work)이 포함되어야 한다고 못박고 있다. 왜 이들이 자연과학 과목을 필수적으로 배우게 하는가?라는 것을 생각한다면, 우리나라의 의예과 과정에서 자연과학 과목들을 배워야 하는 이유가 더 명백해진다.

어디 예일대학뿐일까? MCAT에서 이미 이런 과목들을 제대로 학습하지 않으면 좋은 성적을 얻을 수 없는 것은 자명한 일이지만, 각 대학마다 단순한 시험뿐만 아니라 실제로 학부과정 또는 의예과 과정에서 자연과학 과목들을 제대로 학습한 이후에 의학을 배우기를 바라는 것이다. 단순한 학점 취득이 문제가 아니라는 뜻이다. 특히, 실습과정을 통해 자연과학을 좀 더 깊게 학습하기를 요구하는 점은 우리로 하여금 의예과 교육과정을 다시금 생각해 보게 하는 대목이다.

036
암기는 컴퓨터가 너희들보다 잘해

2016년 3월에 세계인들의 이목이 집중되었던 프로기사 이세돌과 알파고(AlphaGo)의 바둑대결은 결국 알파고의 승리로 끝났다. 그냥 바둑 프로그램이 아니라 슈퍼컴퓨터를 이용한 인공지능에 대한 실험이었다. 그저 흥미거리로 보기엔 많은 사람들에게 충격을 준 사건이었다.

알파고와 같은 인공지능은 과연 어디에 적용될까? 아마도 지금 컴퓨터가 사용되는 곳이라면 어디에서나 인공지능 기기들이 등장할 가능성이 높다. 이에 대하여 한참 동안 언론에서 떠들어 댔다. 이제 시간이 지나니 조금 잠잠해졌다. 그럼에도 불구하고 앞으로 알파고와 같은 인공지능 슈퍼컴퓨터들은 우리 주위에서 흔히 볼 수 있게 될 것이다.

의료 분야에서는 어떨 것인가? 마찬가지로 인공지능이 도입될 것이다. 이에 많은 사람들이 의사들의 입지가 좁아질 것으로 예상하고 있다. 물론 기계가 해 줌으로써 사람이 직접 하지 않는 분야는 점점 늘어 가고 있다. 아마도 그런 관점에서 본다면 그 영역이 넓어진다는 것이지 의사들의 입지가 좁아지는 것은 아니다. 연산과 분석 속도가 빠른 슈퍼컴퓨터들은 의사에게 도움이 될 것이다. 최근에 '왓슨'이라는 진단용 인공지능 기기가 몇몇 병원에 도입되었다.

인공지능은 의사들에게 위기危機가 아닌 이기利器가 될 것으로 보고 있다. 환자를 진단하고 치료하는 데 인공지능을 이용한다면 더 정확한 진단과 치료가 가능할 것이기 때문이다. 또한 컴퓨터가 더 발전하게 되면 수술까지도 컴퓨터가 직접 하게 되는 시대가 올 것이다. 그러나 의료행위에 대한 모든 책임은 의사가 지게 되어 있다. 컴퓨터는 보조기계일 뿐이다. 따라서 앞으로 의사의 입지는 약화되는 것이 아니라, 오히려 강화될 것이다. 인간이 할 수 없는, 아니 하더라도 시간이 많이 걸리는 일을 컴퓨터가 대신 해 주는 시대는 결코 의사에게 불리할 것은 없기 때문이다.

그렇다면 이런 알파고와 같은 인공지능이 우리의 삶 깊숙이 들어와 있는 시대를 살고 있는 의예과생들은 어떤 생각을 가지고 앞으로 학업을 해 나갈 것인지에 대한 고민이 필요하다. 그저 "인공지능이 도입되면 무슨 과가 망한다"라든가, "인공지능 시대에는 무슨 과가 뜬다더라" 하는 식의 대화나 생각보다는 보다 진취적이고 창의적인 생각을 해야 할 것이다.

그리고 한 가지 더 제안을 한다면, "인공지능은 무엇인가?", "인공지능의 역사는 어떻게 되는가?" 등 인공지능에 대한 수많은 자료들을 찾아보고 이에 대하여 생각해 본다면, 막연한 우려와 두려움에서 벗어나게 될 것이다.

더 나아가 관심을 가져야 할 것은 인구의 변화, 그리고 국가의 의료정책 등 의료에 영향을 줄 수 있는 요소들을 찾고 이를 분석해 보는 것도 흥미로운 일이 될 것이다. 눈에 보이는 것에 대한 집착보다는 눈에 보이지 않는 것들에 대해 더 관심을 갖는 것이 본질에 접근할 수 있는 길이 될 것이다. 미래의 의사를 꿈꾸는 의예과생들에겐 이런 부분에 대한 관심 수준을 넘어 지식을 쌓아가는 자세가 필요하다 할 것이다.

037
MCAT

우리나라에는 의전원을 가기 위한 MEET라는 시험제도가 있다. MEET는 Medical Education Eligibility Test의 약자로 '의학교육입문검사'라는 뜻이다. 의전원 제도가 대부분의 대학에서 폐지된 이후에는 의치의학입문검사로 통합되어 MDEET(통상적으로 엠디트로 말함)가 되었다.

의전원은 대학원 제도이고, 학사를 마친 학생들이 의학을 배우기 위하여 능력과 소양을 평가받는 것이 MEET이다. 즉, 의사로 양성되는 과정에서 필요한 기본 자격과 자질인 '지적능력'과 '인성특성'에 대한 평가가 MEET이다. MEET에서 다루어지는 영역들을 살펴볼 필요가 있다.

현재는 언어추론 영역이 폐지(2013년 이후)되고, 자연과학 I, II로 구분된다. 자연과학 I은 일반생물학(40문항)으로만 구성되고, 자연과학 II는 일반화학(16문항), 유기화학(13문항), 일반물리학(13문항), 통계학(3문항)으로 구성된다. 의전원을 들어오기 전에 위의 과목을 평가하는 이유는 분명하다. "의학을 배우기 전에 이 정도는 갖추고 들어와라"라는 뜻이다. 따라서 의예과 교육과정을 거치고 나면

MEET에서 다루는 수준의 지적능력은 갖추어야 한다는 뜻이기도 하다. 대부분의 의과대학 의예과에는 교육과정에 MEET에서 다루는 영역의 과목들이 들어가 있다. 학교에 따라 선택의 폭을 넓혀 놓긴 했지만, 기본적으로 이런 영역들의 지적능력을 갖추도록 하고 있는 것이다.

그렇다면 미국의 경우는 어떨까? 미국에서 의대를 가기 위해 꼭 치러야 할 시험이 바로 MCAT(Medical College Admission Test)이다. 사람들은 MCAT를 M · C · A · T라고 말하지 않고 '엠캣'이라고 한다. 아무튼 미국도 의대를 가기 위해서는 이런 시험을 거쳐야만 한다. 우리나라 MEET와는 달리 1년 중 20여 회 시험이 있다. 물론 개인별로는 3회까지만 응시 자격이 주어진다.

MCAT은 네 영역(2015년 이후)으로 나뉜다.

- Chemical and Physical Foundations of Biological Systems
- Critical Analysis and Reasoning Skills (CARS)
- Biological and Biochemical Foundations of Living Systems
- Psychological, Social and Biological Foundations of Behaviour

우리나라의 MEET와는 달리, MCAT은 영어 독해 영역과 심리학, 그리고 사회학 영역이 들어가 있다. 물론 MCAT의 역사를 보면 이 분야가 포함되기도 하고 빠지기도 하는 등 혼란을 겪어 왔다. 그러다가 2015년 이후에 개정된 MCAT의 영역은 위처럼 네 영역으로 구성된다.

MCAT의 입시에 대한 이야기를 하려는 것은 아니다. 왜 MCAT은 자연과학 영역의 지적능력뿐만 아니라, 언어능력을 비롯하여 심리학과 사회학 영역의 지식까지 쌓은 후에 의대에 진학하도록 하고 있는가? 하는 문제이다.

의예과 과정을 다니고 있는 의예과생뿐만 아니라, 의예과 교육과정에 조금이라도 관여하고 있는 교수들이라면 이 문제에 대해 다시금 생각해 보았으면 하는 바람이다. 우리는 의료기술자를 만들자고 의대생을 교육하지 않는다. '좋은 의사'를 만들기 위해 교육을 한다. 그 교육의 시작점이 의예과 과정이다. 의예과의 커리큘럼을 계속 고민하고, 수정하고, 발전시켜 가야 하는 이유가 바로 여기에 있다.

038
탈출기법을 배워라

본과 학생들이 간혹 SNS를 통해 본과의 힘든 시간들을 '빡침'이라고 표현한다. 이 단어 하나로 본과생들의 삶의 질을 가늠할 수 있다. 현재 의전원생이 남아 있는 대학들에서도 마찬가지다. 고등학교를 졸업하고, 비의대로 진학한 학생들은 학점 관리와 MEET 시험 준비로 고등학생과 같은 학부 생활을 보냈다. 그런데 의전원(의전원이라고 해도 의대의 교육과정과 동일하다)에 들어온 후의 삶의 질은 더욱 떨어진다.

강의와 실습, 시험의 연속인 의전원의 삶은 말 그대로 "빡친다."라고 표현할 수밖에 없다. 의예과생들이 본과로 진급을 해도 마찬가지다. 무료하리 만큼 길었던 의예과에서의 삶과는 달리 본과에 오면 시간만큼은 빠르게 지나간다. 정신이 하나도 없는 삶의 시간들이 되기 때문이다.

이런 삶에 잘 적응하지 못하는 학생들이 발생된다. 강의-실습-시험이 반복되는 가운데 본과 생활의 본질을 잊은 채, 그저 다람쥐 쳇바퀴 도는 듯한 생활에서 삶의 활력소를 잃어 버리고 만다. 소극적으로는 삶을 단순화하거나 아무 생각 없이 주어진 학업만 하고,

극단적인 경우는 휴학을 선택하게 된다. 따라서 나는 의예과생들에게 본과에서의 삶 속에서 자신을 찾을 수 있는 '탈출기법' 하나씩을 의예과 생활을 하는 동안 갖추라고 말하고 싶은 것이다.

탈출기법은 본과의 생활을 외면하는 길을 찾으라는 것이 아니다. 본과의 힘든 삶 속에서 자신의 정체성과 철학을 잃지 않고, 힘든 과정을 이겨낼 수 있는 자신만의 탈출기법을 말하는 것이다.

어떤 이에겐 취미생활이나 운동이 될 수 있고, 또 어떤 이에겐 또 다른 방식의 탈출기법이 필요하다. 어떤 학생들에겐 이런 것이 다 필요없을 수도 있다. 본과의 삶을 그리 힘들다고 느끼지 않기 때문이다. 그러나 많은 학생들이 본과의 삶을 힘들다고 이야기하고 있으므로 스스로 탈출기법 하나 정도는 갖추길 권한다. 그러나, 꼭 잊지 말아야 할 것은 탈출기법이 소모성이어서는 안 된다는 것이다. 생산적이어야 한다.

039
지적 호기심 vs 학점 취득

의예과생들에게 많이 듣는 이야기 중 하나가 “그냥 배워 보고 싶어서요.”라는 말이다. 선택의 폭이 넓은 교양과목에 대하여 접근하는 것이 나의 생각과 다른 경우가 종종 있다. 물론 지적 호기심으로 접근할 수 있다. 모든 과목에는 ‘학습목표’가 존재한다. 교수는 그 학습목표에 맞추어 강의를 하게 된다. 그 과목을 통해 무엇을 줄 것인가? 하는 분명한 목표를 세운 후에 강의가 이루어지는 것이다.

나는 학생들이 교양과목을 선택할 때에도 자신이 세운 학습목표가 있어야 한다고 본다. 교수나 학교가 정한 학습목표가 있겠지만, 자신이 스스로 그 과목을 통해 얻고자 하는 것을 분명하게 세워야 할 필요가 있다. 대학의 학문은 지적 호기심을 만족하는 수준을 넘어, 학문적 가치를 추구할 수 있는 것이어야 한다. 대학의 정의가 그렇기 때문이다.

의예과에 개설된 과목들은 수많은 고민 끝에 만들어진 교육과정이다. 아무런 의미 없이 개설된 과목은 단 하나도 없다. 학교마다 약간의 차이가 있지만, 의학을 본격적으로 배우기 전에 갖추어야 할 능력과 소양을 갖출 수 있도록 구성되어 있다. 따라서 학생들의 입장에서도 자신이 배우는 과목에 대한 분명한 목표가 있어야 한다.

단순히 학점 취득을 위해 존재하는 과목은 없다. 학점을 취득한다는 말은 그 과목을 통해 얻고자 했던 학습목표에 도달했다는 것을 의미한다. 따라서 자신이 그 과목을 아무런 목표 없이 점수만 받았다고 해서 능력과 소양을 갖추었다고 보기는 힘들다. 또한, 단순히 지적 호기심으로 접근하거나, 학점을 취득하기 위해서만 교육과정이 존재한다면 참으로 슬픈 일이 될 것이다.

040
의예과생에게 인기교수란?

의예과생과 대화를 하던 중 '인기교수'가 있다는 사실을 알게 되어, 그 학생에게 물어보았다. "너희들에게 인기교수란 무엇이냐?"라고 말이다. "인기교수요? 그야, 출석체크 안하고, 대출(대리출석)이 가능하고, 리포트도 안 내주고, 시험 문제도 쉽게 내고, 특히 그룹 리포트를 안 내주는 교수님이죠."라고 말한다.

내가 그 학생에게 질문을 던졌다. "그런 교수라면 학생들 교육에 관심이 없는 것은 아닐까?"라고 말이다. 그 학생은 그저 학생들 귀찮게 안하고 떠먹여 주는 강의를 하고, 시험만 치르면 된다는 생각을 갖고 있었다. 이해가 되지 않는 것은 아니지만, 교수는 책에 있는 지식을 전달하는 그 이상의 역할을 하고 있는데, 학생들은 교수의 역할 영역을 단지 지식을 전하는 것에 한정 짓고 있다는 생각에 마음이 매우 아팠다.

그러고 나서 나는 두 번째 질문을 했다. "학생들이 그룹 리포트를 싫어하는 이유는 뭐지?"라고 말이다. 학생의 이야기는 이렇다. 학생들에게 개인적으로 내주는 리포트는 그냥 혼자서 해결하면 되는데, 그룹 리포트는 모여서 각자의 역할을 정하는 것부터 마무리하는 단계에서 서로에게 떠넘기거나 역할을 제대로 하지 않아도 같은 평가를 받는 것에 대해 힘들어 하고 있었다. 물론 그럴 수도 있다. 그러나 그룹 리포트를 통해 서로를 배려하고, 독려하고, 리더십을 배워 가는 과정으로 생각하면 좋을 텐데, 많은 학생들이 자신의 공헌도는 사라지고 동일한 점수를 받는 것을 받아들이지 못하고 있었다. 물론 서로의 공헌도를 표기할 수 있으면 좋겠지만 우리 사회에선 매우 힘든 일이다. 물론 개인적으로 억울하다고 생각하는 학생들도 있겠지만, 세상을 하나씩 배워 가는 과정이다.

그 학생과 대화를 하던 중 '나는 인기교수인가?'라는 질문을 던져 보았다. 의대에서는 리포트를 내는 일이 거의 없다. 강의를 하고 평가를 하는 것이 대부분이기 때문이다. 본과에서는 학생들이 스스로 출석을 체크하고 있기 때문에 교수들은 따로 출석을 부르지 않는다. 나는 나의 강의를 듣지 않으면 그만큼 손해 보는 것이라고 학생들에게 공공연히 말한다. 그게 사실이기도 하고. 그런데 시험 문제를 조금은 어렵게 낸다. 따라서 나는 인기교수가 될 수 없는 셈이다. 아마 앞으로도 인기교수가 되긴 힘들 듯하다.

나의 관점에서는 의예과생들에게 인기교수란 결코 좋은 교수가 아닐 수도 있다. 그렇다면 학생들이 말하는 인기교수가 아닌 교수란 "출석체크 꼼꼼히 하고, 대출은 절대 불가하고, 리포트는 많이 내주고, 시험 어렵게 내고, 특히 그룹 리포트도 많이 내주는 교수"인가? 한번쯤 생각해 보자는 뜻이다.

041
가짜 의사가 의사 행세를 할 수 있는 이유

우리 사회에는 아직도 가짜 의사가 있다. 이유는 딱 하나다. 그들이 진짜 의사와 구별이 되지 않는다는 것이다. 과연 무엇 때문에 진짜와 구별할 수 없을까? 그저 의학용어를 쓰고, 의학적 시술을 하는 가짜 의사가 왜 진짜와 구별되지 않을까?

가짜 의사 행세를 하는 사기꾼에 속은 사람들은 공통적으로 "유창한 말솜씨와 박식함"에 속았다고 한다. 유창한 말솜씨는 그렇다 치더라도, '박식하다'는 느낌을 주었다는 것은 무엇일까? 내가 볼 때는 두 가지다. 의학용어의 남발(?)과 의학 지식을 듣는 사람들의 수준에 맞추어 더 의사처럼 했을 것이다.

내가 왜 갑자기 의예과의 이야기에 가짜 의사 이야기를 쓰는 것일까? 그것은 "가짜와 구분이 되는 진짜의 요소가 의사에게는 있어야 한다"라는 것을 말하고 싶은 것이다. 의사에게 있어서 의사의 진짜 요소, 즉 본질은 무엇일까? 나는 그것을 과학적 근거를 바탕으로 한 의학(science based medicine)이라고 말하고 싶다. 의학은 과학의 한 종류이다. 과학적 근거가 없는 의학은 가짜이다.

늘상 사용하는 의학용어, 누구나 어느 정도는 알 법한 의학적 지식이 가짜와 진짜를 구분하지 못하게 만드는 것이다. 의사들에게 조금이라도 과학적 근거를 바탕으로 살아가는 모습이 있다면 사기꾼들이 활동하기 힘들 텐데, 보편적인 모습 이외의 것을 보여 주지 못하기 때문에 가짜들이 의사 행세를 하고 다닌다고 생각한다.

따라서 의사는 늘 새로운 의학 지식을 논문이나 학술대회를 통해 얻어야 한다. 최신 지견을 갖지 못하는 의사는 결코 좋은 의사가 될 수 없다. 그런데 이런 훈련은 의예과 때부터 필요하다. 자신이 관심을 갖는 학문 분야의 논문을 읽는 습관이 필요하다. 레포트를 제출하기 위한 논문 읽기가 아닌, 스스로 관심 있는 분야의 논문을 찾고, 읽는 태도가 진짜 의사로 살아가는 밑천이 되는 것이다. 가짜와 확실하게 구분되는 '진짜'가 되어야 하지 않겠는가?

4장

호통만 치지 마라

042
매뉴얼이 필요해

의예과의 모든 교육과정에 대한 매뉴얼이 필요하다는 이야기를 여러 번 한 바 있다. 커리큘럼뿐만 아니라 대학생활 전체에 대한 매뉴얼이 필요하다는 말을 하고 싶다. 의예과 학습에 대하여, 의학과 학습에 대하여 스스로 읽고 준비할 수 있도록 매뉴얼을 만들어 주어야 할 의무가 대학에 있다.

"그냥 들어와 보면 다 알게 된다"라는 안일한 생각보다는 보다 적극적으로 매뉴얼을 만들어 주자는 것이다. 왜 우리나라 대학들은 제대로 된 매뉴얼이 없을까? 주어도 안 읽는다고 미리 판단하는 것일까? 아니면, 시간이 지나면 자연스럽게 알게 된다고 생각하는 것일까?

도로표지판을 보면 우리나라 사람들의 매뉴얼에 대한 인식 정도를 알 수 있다. 자기가 사는 곳은 평소에 익숙한 길이라 그곳에 사는 사람들은 표지판이 대충 만들어져 있거나 없어도 다니는 데 불편함이 없겠지만, 표지판이란 처음 그곳을 찾는 사람들에게 도움이 되도록 만들어야 한다. 처음 그곳에 온 사람도 쉽게 길을 찾아갈 수 있도록 말이다. 대학에 입학한 학생들에게 도로표지판과 같은 '대학

교육과정에 대한 매뉴얼'이 제공되어야 한다. 왜냐하면, 그들은 대학이라는 초행길에 접어들었기 때문이다.

선배들에게 대충 귀동냥을 해서 얻는 정보에 대한 책임은 과연 누가 져야 하는가? 학생들이 어떤 도움이 필요할 때 언제든지 찾아서 스스로 해결할 수 있는 매뉴얼을 제공하는 것은 대학의 의무다.

대학은 의예과생들이 더 이상 귀동냥을 하도록 내버려 두어서는 안 된다. 선배들로부터 좋은 정보를 얻을 수도 있지만, 간혹 왜곡된 정보를 접할 수도 있기 때문이다. 선배는 그들에게 신적인 존재이기 때문에 때로는 잘못된 정보를 전부인 양 받아 따르는 경우도 많은데, 이제는 대학이 먼저 그들에게 올바른 정보를 제공해 주어야 한다. 상세하게 만들어진 의예과의 학습 매뉴얼이 꼭 제공되어야 한다.

043
왜 의예과를 의과대학으로 가져왔나?

의학전문대학원을 포기한 대학들은 약속이나 한 듯이 의예과를 의과대학 소속으로 만들었다. 왜 의과대학 교수들은 의예과를 자연과학대학이 아닌 의과대학에 가져오려고 하는 것일까?

의학전문대학원에서 다시 의과대학으로 되돌아가는 것을 결정해야 할 당시에 나는 의과대학의 학과장이었다. 따라서 내 머릿속에는 복잡한 생각들이 자리잡고 있었다. 그중에서 '과연 이들을 데려다가 제대로 교육할 수 있을까?' 하는 생각이 가장 크게 자리잡고 있었다. 의예과를 가져오자고 주장하는 일부 교수들은 이런 부분을 크게 생각하는 것 같지 않았지만, 많은 교수들은 나와 같은 고민을 하고 있었다.

일부 교수들은 자연과학대학에서 찬밥 신세였던(이 부분은 오해의 소지가 있지만 극단적으로 표현한 것이다.) 학생들을 데려와서 내새끼로 키우겠다는 소망을 가지고 있었던 것 같다. 그런데 학생들을 어떻게 교육할 것인지에 대한 고민은 별로 없었던 것 같다. 물론 의예과 교육과정 개발을 위한 교수세미나 등에서 각자의 의견을 많이 냈지만, 그 의견은 추상적이었다. 실제로 학생들을 어떻게 교육시킬 것인가에 대한 본론은 빠져 있었다.

현재 의과대학 교수들의 기억 속에 자리잡은 의예과는 무엇일까? 하는 질문을 자꾸 해 보곤 한다. 물론 생각들이 매우 다양할 수 있다. 그 다양성이 결코 틀린 것은 아니니다. 그 다양함 속에 우리가 찾아야 할 의예과 교육의 핵심이 숨어 있을 수 있다고 본다.

그러나 실제로 그런 이상을 현실로 옮길 수 있는 지식과 열정이 교수와 대학에 있는지 물어보고 싶다. 내가 의예과에 다니던 시절 생물학을 배운 다음에 난 친구들에게 이런 푸념을 늘어 놓은 적이 있다. "우리가 도대체 무엇을 배운 거지? 난 미토콘드리아를 마이토콘드리아라고 부르는 것 이외에는 고등학교 때 배운 것과 달라진 것이 하나도 없어."라고. 그게 사실이었다. 유전학을 가르치던 교수는 늘 휴강을 하였다. 20여 장(chapter)으로 이루어진 유전학을 제3장을 배우다가 종강을 하고 말았다.

이제 의예과를 의과대학으로 가져왔다고 하자. 의과대학 교수들은 이제 그것보다는 더 잘 가르칠 마음의 준비가 되어 있다고 생각한다. 학생에 대한 애정도 있고, 열성도 갖고 있다. 그러나 그 열성 이전에 우리는 "무엇을 어떻게 가르쳐야 하는가?"를 반복적으로 자문해야 한다. 그리고, 분명한 학습목표를 세워야 한다.

044
호통만 치지 마라

교수가 학생들에게 호통을 칠 때는 두 가지 이유가 있다. 하나는 학습 태도이고, 다른 하나는 성적이다. 이 두 가지에 하나 더 이야기한다면 생활습관에 대해 호통치는 경우도 있을 것이다.

나도 의예과 때 결석을 너무 많이 했다. 선배들로부터 그렇게 하라는 사주(?)를 받은 탓도 있겠지만, 솔직히 들어도 별로 도움이 될 것 같지 않은 과목들이 너무 많았다. 결석을 하고 나중에 시험만 준비해서 치르면 될 것 같은 과목들이 너무 많았다. 물론 현대물리와 같은 과목은 결석을 할 수 없었다. 왜냐하면 강의를 듣지 않으면 이해할 수 없는 과목이었기 때문이다.

따라서 교수들은 이 부분에 대해 고민할 필요가 있다. 왜 학생들의 수업이나 학습 태도가 엉망인가 말이다. 물론 대학에 들어와 고삐풀린 말처럼 자신의 삶의 방향이나 목적마저도 명확하지 않은 학생들이 꽤나 있다. 어떤 학생은 연애에 빠지기도 하고, 어떤 학생은 동아리에 빠지기도 한다. 학교 다니는 목적이 학업인지 동아리인지 헷갈릴 정도다.

어떤 이유로든지 학습이 되지 않을 정도의 생활 태도를 보이는 학생들은 지속적인 만남과 관리가 필요할 것이다. 그런데 커리큘럼에 대한 흥미를 갖지 못하는 학생들은 과연 어떻게 할 것인지에 대해 깊이 생각해 보아야 한다.

그냥 호통만 칠 것이 아니라 왜 그러는지, 본인의 생각은 어떤지, 어떤 삶의 계획들을 갖고 있는지에 대한 이야기를 들어 봐야 한다. 그리고 학교에서 도울 일이 있으면 찾아서 도움을 주어야 한다. 각 대학에는 상담실이 존재한다. 또한 지도교수제도가 있다. 학생 자신도 스스로 문제를 발견했을 때 이런 시스템을 활용할 수 있어야 한다. 의사로서 살아가는 인생은 결코 한 개인의 문제가 아니고, 사회적 문제이기도 하기 때문이다.

045
왜곡된 선배들이여, 꺼져 버려!

이렇게 제목을 붙여 놓으니 모든 선배들이 나쁜 정보나 주는 파렴치한으로 보일까 두렵다. 의과대학에서 선후배 관계는 매우 중요하다. 그 관계는 졸업 후 병원에서 수련 과정에까지 연결되기 때문이다.

나는 개인적으로 좋은 선배들을 많이 만났다. 그들 중 내 삶의 멘토도 있었고, 닮고 싶은 선배들도 많았다. 반면, 나는 그런 선배였는가?에 대한 스스로의 질문엔 답을 할 수가 없다. 아무튼 난 좋은 선배들의 도움을 많이 받았다.

그런데 간혹 왜곡된 시각을 가진 선배들도 있다. "공부를 열심히 해야 한다."라고 말하는 선배가 진짜 선배이다. 선배들 중에는 "의대생으로서 각자의 삶의 중요성과 가치에 대하여" 잘못 인식하는 사람들이 있었다. 그런 사람들의 입에서 나오는 이야기는 인생에 도움이 되지 않았다. 그런데 문제는, 간혹 그런 선배들의 말을 따르는 경우가 있다는 것이다. 불행한 일이다.

의사는 분명히 높은 지식 수준을 요구받는다. 따라서 지식 습득을 게을리하는 사람은 의대생으로서, 또한 의사로서 자질이 없는 셈이다. 이런 인식의 시작은 의예과부터 시작되기 때문에 의예과 과정에서 잘못 형성된 사고와 행동 양식은 졸업할 때까지, 더 나아가 의사로서 살아가는 시간에도 영향을 미치게 된다.

의예과를 대충 다니는 학생들은 늘 이렇게 이야기한다. "의예과에서 놀 만큼 놀았으니 본과 가면 할 것이 공부밖에 없다."라고. 그리고 본과에 가면 상위권으로 도약할 것을 기대하는 말을 한다. 그런데 그런 학생들이 본과에 가서 공부를 잘하는 경우는 드물다. 정말 드물다. 아니, 거의 없다.

다른 학생들은 본과에 가면 노냐?는 것이다. 절대로 그렇지 않다. 학습 태도는 습관에서 비롯한다. 의예과에서의 잘못된 습관이 꼭 선배로부터 오는 것은 아니지만, 진짜 후배를 생각하는 선배라면 잘못된 후배들을 타일러야 한다. 그것이 선배로서의 자세이다.

특히 학습 능력이 떨어지는 후배들은 더욱 더 학습에 에너지를 쓰도록 독려해 주어야 진짜 선배인 것이다. 후배들에게 왜곡된 정보를 재미삼아, 또는 무용담처럼 잘못 전하는 선배들은 꺼져 버리길 바란다.

046
지도교수 vs 지원교수

대부분의 의과대학에는 '평생지도교수제'라는 제도가 있다. 학생들이 원하는 교수를 선택하는 것도 아니고, 교수가 학생을 선택하는 것도 아니다. 그저 학교에서 지정해 준다(많은 학교에서 그렇게 한다고 들었다). 간혹 지인의 자녀를 지도학생으로 배정해 달라고 부탁하는 교수는 있다.

돌이켜 보면 교수는 학생들을 지도한다. 그런데 숨이 갑자기 막혀 온다. 지도가 아닌 지원은 불가능할 것인가? 학생 신분에서 학생은 교수에 비하여 지식이 뛰어날 수는 없다. 그러나 타고난 능력이 뛰어나고 사고의 폭도 더 넓은 학생이 많다.

어찌 보면 교수들은 자신들이 살아온 경험과 교수로서의 학문적 업적이 공존하기 때문에 그 경험과 지식 속에 자신을 가두어 둘 수 있다. 그게 잘못 되었다는 것은 아니다. 그런데 그 틀에 무한한 가능성을 가진 학생을 '지도'라는 명목하에 가두어 버리는 우를 범할 수도 있다는 생각을 해 보자는 것이다.

그래서 생각한 것이 '지원교수'인 것이다. 학생들의 무한한 가능성을 옆에서 지원사격해 주자는 뜻으로 붙여 본 것이다. "이렇게 해”, “저렇게 해”, “그건 안 돼”라는 것보다는 학생의 생각을 들어 주고 그의 가능성을 찾아보자는 것이다. 그리고 스스로 학습을 해 갈 수 있도록 지원해 주는 지원교수 제도는 어떨까 한다.

특히 의예과 과정에 있는 학생들 중 어떤 부분에 뛰어난 학생이 있다면 발굴해서 그의 장래가 더욱 빛날 수 있도록 길을 열어 주자는 것이다. 그저 짜여진 과목의 좋은 학점을 따는 학생이 아니라 정말 의학을 배운 후에 더 큰 길로(실제론 좁은 길) 나아갈 수 있도록 도울 기회도 생기게 될 것이다. 그저 의사면허증이나 따고 남들이 다 가는 길로 가는 학생들(물론 그것이 중요하지 않다는 것은 아님)에겐 해당사항이 없는 이야기일 수도 있다.

나는 교수들이 의예과생들을 지도한다면 이런 부분에서 좋은 기회가 될 것으로 기대하고 있다. 각 대학마다 의예과생들을 지도(?)하는 노력을 하고 있다. 지금까지 지도교수는 주로 학업성취도가 떨어지는 학생들을 찾아내서, 그들이 학습을 잘할 수 있도록 돕자는 취지에서 그렇게 하고 있다.

그러나 난 그런 부분은 얼마든지 시스템을 갖추면 쉽게 해결될 문제라고 생각한다. 정말 특출한 학생들의 천재성을 찾아 낼 수 있는 그런 지도교수제도가 되길 소망해 본다. 이름하여 ‘지원교수제도’말이다.

047
학습목표가 없는 교양과목들

의예과는 의학을 배우기 위한 역량을 쌓는 과정이라고 많은 글에서 반복적으로 이야기해 왔다. 많은 대학이 학생들이 대학에 들어오면 필수적으로 배워야 하는 교양과목을 제시하고 있다. 교양과목을 배우지 않는 대학이나 학과는 없다.

의예과도 예외는 아니다. 교양과목을 배워야 한다. 물론 의예과 학생을 따로 가르친다면 문제는 다르겠지만, 많은 학과 학생들이 뒤섞여 있는 교양과목 강좌에서 의예과생이 갖추어야 할 역량에 대하여 별도의 생각을 가진 교수들이 많지 않다. 즉, 의과대학 의예과에서 세운 교육목표와 연계된 교양교육이 되지 못하고 있다는 것이다.

따라서 큰 흐름에 대한 인식이 부족한 교수와 학생들은 의과대학이 추구하고자 하는 교육목표에 대한 동기부여가 되지 않는다. 따라서 교육의 콘텐츠에 대한 노력이 없게 된다. 이 부분은 따로 의예과생만 모아놓고 강의를 하는 경우에도 마찬가지다. 학생들의 교육목표에 대한 뚜렷한 동기부여가 매우 부족한 데서 비롯하기 때문이다.

그러나 최근 많은 대학에서 이를 개선하기 위한 노력들을 하고 있다. 나는 타 대학의 교육과정을 수시로 들어가서 살펴보곤 한다. 정말 앞서가는 대학도 보이지만, 기존의 방식대로 그대로 이끌어 가는 경우도 많다(물론 홈페이지에서 보이는 것과 실제가 다를 수 있다고 감안하더라도).

간혹 "이걸 왜 배워요?"라고 푸념하는 학생들을 만나게 된다. 의예과 2학년 1학기에 내가 강의하는 '의학용어' 시간에 학생들이 "이제 제대로 공부를 하는 것 같아요."라고 말한다. 그러면 나는 "왜?"라고 묻는다. 학생이 대답을 한다. "의학과 직접적인 관련성이 있잖아요."라고 말이다. 뒤통수를 얻어맞은 기분이다. '그렇다면 여태 1년간 가르친 과목들은 도대체 뭐란 말인가?'라고 내 자신에게 질문을 던져 보곤 한다.

어떻게 보면, 학생들은 1학년 때 배우는 교양과목을 필요없는 과목 정도로 인식하고 있는 듯한 인상을 받는다. 나는 수업을 중단하고 학생들에게 질문한다. "그렇다면 여러분이 배운 한국사(그냥 한 예를 든 것임)에 대하여 내게 설명해 줄 수 있는 사람 있나요?"라고. 그리고 그 외에 수많은 과목에 대하여 묻곤 한다. 제대로 대답을 하는 학생이 별로 없다. "아니, 이미 배운 과목에 대하여 내게 설명해 줄 수 없나요?"라고 다시 질문을 한다. 그 정도 하면 대답이 나오긴 하는데, 누구나 할 수 있는 평범한 대답일 뿐이다. 그게 지금 우리의 현실이다. 따라서 모든 교양과목에는 분명한 학습목표가 제시되어야 하며, 학생들은 그 학습목표를 인지하고 수업에 임해야 한다. 그 과목의 학점을 취득한 후에는 다른 사람에게 그 과목에 대하여 설명할 수 있는 역량을 갖추어야 그 과목을 '배웠다'라고 말할 수 있는 셈이다.

048
독수리의 타조화

많은 의과대학 교수들이 의대생을 바라볼 때마다 하는 이야기가 있다. "우리는 하늘을 나는 독수리 같은 애들을 데려다가 새장에 가두어 놓고 그들을 타조로 만들고 있어. 몸집만 크고 날지도 못하고, 앞에 있는 먹이만 열심히 쪼아먹는 그런 타조를 만들고 있단 말이야."라고 말이다.

나는 그것을 '독수리의 타조화(ostrichization of eagle)'라고 불렀다. 뛰어난 아이들을 데려다가 암기식 위주의 학습만 시키다 보니 암기하는 기계를 만들어 버렸다는 푸념이었다. 분명히 의대에 그런 요소가 존재한다. 의학이라는 학문의 특성이 그렇다. 의학교육은 이미 존재하고 있는 의학적 정보를 전달한다(물론 모든 과목이 그렇다는 것은 아니다). 따라서 열심히 달달 외우는 학생들이 성적이 좋을 수 있다.

문제의 유형이 조금 바뀌긴 하였지만, 의학교육의 특성이 그렇다 보니 암기식 교육을 크게 벗어나지 못하고 있다. 조금만 기초적인 지식을 활용하면 풀 수 있는 문제마저도 아무런 생각 없이 외워버리는 경우가 많다.

나는 그 이유를 우리나라 초 · 중 · 고의 교육에서 비롯되었다고 생각한다. 그러나 그것을 해결할 수 있는 시기가 바로 의예과 시기이다. 그 시기에 자연과학과 인문학의 지식을 얼마나 깊고 폭넓게 학습하느냐에 따라 달라진다. 예를 들어(앞서 말한 바 있다.), 마이코스타틴(mycostatin)이란 항진균약에 속하는 항생물질로 된 약이 있다. 이 약은 말 그대로 곰팡이를 죽이는 약이다. 학생들은 '마이코스타틴=항진균제'라고 외운다. 이 약이 곰팡이의 어떤 구조에 작용해서 죽이는지에 대한 기전(메커니즘)은 생각하지 않는다. 그냥 외우고 만다. 이 기전을 제대로 알면 다른 항진균제에 대하여 쉽게 적용해 갈 수 있는데, 그만 암기만 하고 만다.

그렇게 해서 학점은 따고 진급은 하겠지만, 조금 다른 분야에 대한 적용이나 응용은 하지 못하고, 그 상태에 머물게 된다. 그런 훈련이 의예과 과정에서 형성되어야 하는데 그렇지 못한 경우가 대부분이다.

나는 가끔 그런 생각을 한다. "애들이 귀찮아서 그러는 거야? 아니면 의학을 배우지 않을 녀석들이 들어온 거야?"라고 말이다.

5장

균형이 필요해

049
사회도 책임감을 가져야 해

의예과생들은 어차피 의학을 공부하고 대부분 임상의사의 길을 걷게 된다. 국가적으로 매우 중요한 사회적 위치에 서게 된다. 엔지니어가 기계를 다루는 것과 다르다. 의료의 대상은 바로 '사람'이기 때문이다.

국가적 차원에서 의예과생들에게 관심을 가져야 하는 이유가 바로 여기에 있다. 대학뿐만 아니라 우리 사회도 책임감을 가지고 바라보아야 한다. 내가 학교 다닐 때 대학의 후문 막걸리집은 의예과생들이 먹여 살린다는 말이 있을 정도로 의예과생들은 술을 많이 마셨다. 의예과생들은 그저 돈이나 쓰는 그런 학생들로 여겼을지도 모른다.

학부모들도 자신의 자녀가 제대로 의예과를 다니고 있는지 지속적으로 확인해야 한다. 대학으로부터 자녀지도에 대한 통보를 받아본 나로선 꼭 당부하고 싶다. 나름대로 자녀에게 신경을 쓴다고 할지라도 놓치는 부분들이 생길 수 있다. 잘하고 있으리라는 믿음도 중요하지만 실제로 잘하고 있는지에 대한 모니터링도 중요하다. 각 대학에서는 이런 부분에 대하여 결과만 가지고 대처할 것이 아니라 지속적으로 지도감독을 해야 할 의무가 있다.

이 부분은 바로 앞에서 이야기했던 지도교수제도에 반하는 일들이다. 학교의 지도감독이 필요한 학생들이 있다. 그런데 굳이 이런 이야기를 하는 것은 의예과생들이 학업을 꾸준히 할 수 있는 시스템을 만들어 보자는 것이다. 의예과생들을 성인으로 인정해 주면서 그들이 제대로 학습하도록 도울 수 있는 제도가 필요하다.

학생 수가 100명이 넘는 대학에선 흔히 학습이 부진한(능력보다는 태도에 따른 결과로 나타난) 학생들을 쉽게 찾아내기가 어렵다. 더구나 종전과 같은 의예과생들에 대한 관심도라면 말이다. 아무튼 대학뿐만 아니라 사회에서도 이들에 대한 관심과 배려가 있어야 한다. 특히, 지도교수들의 역할이 매우 중요해 보이는 대목이다.

050
커리큘럼을 만드는 사람들

의전원 체제에서 의과대학으로 되돌아가는 대학들은 모두 의예과 교육과정을 만들었고 지속적으로 수정 및 보완을 하고 있다. 우리 대학도 몇 년 전부터 이 일을 시작했다. 앞에서도 잠깐 언급했지만 의예과 교육과정을 새롭게 만들거나 개선하는 일에는 명확한 교육목표와 교육목적이 먼저 세워져야 한다.

물론 실현 가능한 범위 내에서 커리큘럼이 만들어지게 될 것이다. 그렇다고 너무 교수나 대학의 편의를 위해 만들어서는 안 된다. 몇몇 대학의 커리큘럼에서 그런 부분이 발견되었다. 의예과를 의과대학으로 가져오면서 실제 강의가 가능한 교수들을 감안하고 커리큘럼을 짜다 보니 실제 의예과생들에게 어울리지 않는 과목이 개설되어 있는 것을 보았다. 그건 아니라고 본다.

나는 커리큘럼을 만드는 교수들에게 몇 가지 제안을 하고 싶다.

첫째로, 의예과생들이 갖추어야 할 '역량'을 세우고, 거기에 맞는 커리큘럼을 만들 수 있기를 바란다. 따라서 의예과 과정에서 갖추어야 할 역량에 대한 연구가 꼭 필연적으로 선행되어야 한다. 각 대학마다 조금씩 차이가 있을 것이다. 왜냐하면 각 대학마다 학습목표와 학습목적이 다르기 때문이다.

둘째로, '핵심과목'들을 설정하되 과목 선택을 매우 신중하게 해야 한다. 핵심과목을 묶어서 선택하도록 하는 것보다는 과목 수를 줄이고 핵심과목은 모든 학생이 들을 수 있도록 해야 한다. 일부 대학에서 핵심과목이라고 생각되는 과목까지 묶어서 선택권을 주는 것은 선택권 부여가 아니라고 판단된다. 학생들은 편식(?)을 할 수 밖에 없다.

셋째로, 비핵심과목들은 선택과목으로 하되 각 그룹에 있는 과목들 간의 '연계성'을 고려해야 한다. 이 부분도 잘못 운영하는 경우 학생들이 학문탐구보다는 쉽게 학점을 따려는 쪽으로 기우는 경우가 발생할 수 있다.

넷째로, 지속적으로 학생들과 대화를 통해 실제로 더 큰 꿈을 가진 학생들이 '타 전공과목 수업'을 받을 수 있는 열린 제도를 마련해 두어야 한다. 즉, 의과대학이 아닌 일반 자연과학대나 공과대학 등에서 수업을 받을 수 있는 제도적 장치가 있어야 한다. 그런 제도를 미리 갖추어 의예과 과정에서 일부 학생들이 보다 심화된 수업을 받을 수 있는 길을 제공해 주어야 한다.

다섯째로, 특별한 경우 의예과 3년 과정을 거쳐 '복수전공'이 가능하도록 제도를 마련해야 한다. 이는 의전원 제도가 가졌던 원래의 순수한 목적을 성취할 수 있는 길이 될 수도 있다. 물론 이렇게까지 커리큘럼을 만드는 일은 결코 쉽지 않겠지만, 의과대학 교수들이 노력해 주어야 할 부분이다.

여섯째로, '인문사회의학'에 대한 접근이다. 왜 인문사회의학이 필요한가에 대해서는 의과대학의 교수나, 개업의나, 의과대학 학생들 모두 인식하고 있다. 다만, 인문사회의학의 학습목표가 단순한 지식으로 받아들이는 수준이 된다면 그 의미가 퇴색될 수 있다. 나는 인문사회의학이 추구해야 할 것은 '인간본질'에 대한 탐구라고 생각한다. 그 본질에 대한 접근 능력을 길러내지 못하는 인문사회의학의 개설은 잘못하면 그저 학점을 따야 하는 과목 정도로만 여겨질지도 모른다. 왜 이 과목들이 의사가 되는 길에 필요한지에 대한 인식을 의예과생들이 가질 수 있도록 학교가 노력을 해야 한다.

마지막으로, 이 모든 것에 대한 '매뉴얼(또는 가이드북)'이 있어야 한다(이 부분은 앞서 언급한 바 있다). 우리나라 사람들의 특성상 매뉴얼을 잘 안 읽는 것은 알지만 학생들이 커리큘럼에 대한 매뉴얼을 통해 의예과 과정 동안 어떻게, 무엇을, 왜 공부해야 하는지에 대해 파악할 수 있도록 해 주어야 한다. 선배들에게 대충 전해 듣는 귀동냥 수준이 아니라 자신이 커리큘럼에 대한 이해와 중요도를 파악할 수 있도록 매뉴얼을 꼭 만들어 주어야 한다. 그 매뉴얼을 제대로 파악하지 못하는 학생 수준이라면 굳이 의예과를 다닐 필요는 없다고 본다. 스스로 왜 공부해야 하는지, 무엇을 공부해야 하는지, 또한 어떻게 공부해야 하는지에 대해 파악할 수 있는 능력을 가진 학생을 선발해야 할 의무가 대학에 있고, 그들이 그렇게 할 수 있도록 매뉴얼을 꼭 만들 수 있기를 소망해 본다.

미국에 있는 대부분의 의과대학들은 매뉴얼을 학생들에게 제공하고 있다. 온라인상에서 받을 수도 있다. 그들도 선배들로부터 정보를 얻는지는 잘 모르겠지만, 그들이 매뉴얼을 통해서 의예과 과정 동안 해야 할 것들에 대한 정보를 얻는 것은 확실하다.

커리큘럼을 만드는 사람들은 의과대학 교수들이다. 그들도 모두 의예과 과정을 거쳤다. 그리고 지금은 대학에서 교수로서 교육과 연구에 힘쓰고 있는 분들이다. 그분들의 노고가 얼마나 큰지 나는 잘 알고 있다. 다만, 자신의 의예과에 대한 기억이나 생각보다는 좀 더 창의적인 커리큘럼을 만들도록 고민해 달라는 부탁의 말씀을 드리는 것이다.

아무리 좋은 커리큘럼도 그 운영상 문제가 발생해서 실제로 학습이 제대로 이루어지지 않는다면 그것도 곤란하겠지만, 너무 현실적인 부분만 고려해서 만들어진다면 학생들에게 좋은 교육을 제공할 수 있는 기회를 잃을 수도 있다는 우려를 갖는 것이다.

아무쪼록 각 대학은 나름의 실정에 맞으면서 교육목표와 교육목적에 맞는 커리큘럼을 만들고, 지속적으로 피드백하면서 개선해 갈 수 있는 제도가 뒤따르도록 해야 할 것으로 보인다.

051

지.정.의.

지정의知情意. 나는 중학교에 다니던 시절 이 세 글자를 책상 위에 써 놓고선 매일매일 반복해서 읽었다. 그동안 인생을 살아오면서 '지정의의 균형잡힌 삶'이 얼마나 중요한 것인지, 또 힘든 일인지 깨닫게 되었다. '지정의의 균형잡힌 삶'의 추구는 나의 인생에서 매우 중요하고, 또한 내 삶의 중심이었다.

각 글자에 해당되는 단어들을 나름대로 생각해 보았다. 지정의의 사전적 의미는 "인간의 세 가지 심적 요소인 지성知性, 감정感情, 의지意志를 아울러 이르는 말"(출처 : 네이버 사전)이라고 되어 있다.

- 지知 : 지식, 지혜, 인지, 인식, 분별, 이해, 성찰 등
- 정情 : 감정, 사랑, 히로애락, 열정, 애정, 애착, 배려 등
- 의意 : 뜻, 의지, 결정, 선택, 비전, 꿈, 노력, 성실, 실천, 행함 등

우리의 값진 인생을 위해 지·정·의, 이 세 가지가 우리 내면에 올바르게 자리를 잡고, 각 요소들 간의 연결과 균형을 잡는 것이 무엇보다도 중요하다. 각각을 떼어서 생각할 수도 없다. 각 요소들은

유기적으로 연결되어 있고, 또 영향을 끼친다. 따라서 이들 사이의 균형과 연결은 매우 중요하다. 많은 시간 노력하여야 균형잡힌 삶을 살 수 있다. 한순간의 깨달음으로 얻어지는 결과물이 아니다.

어려서부터, 자라면서, 성인이 된 후에도 우리는 지정의知情意의 균형잡힌 삶을 위한 노력을 해야 한다. 인생의 각 단계에서, 각 시기마다 그 의미는 조금씩 다르다고 할지라도 결국 우리 인생의 시간은 이 지정의가 성숙하고 다듬어지고 서로 유기적인 균형을 갖추어 가는 과정인 셈이다.

의예과의 시간들이 바로 지정의의 균형을 맞추는 훈련 과정이라고 나는 본다.

052
균형보다 중요한 것은 없어

나이 들면서 내가 좋아하는 단어 몇 가지가 있는데 그중 하나가 '균형(balance)'이다. 삶을 살아갈수록 나의 삶 가운데서 매우 크게 다가온 단어이다. 중학교 때 '지知 · 정情 · 의意'를 책상 앞에 붙여놓고 살았던 시기가 있었다. 지정의의 균형에 대한 생각보다는 그저 하나하나의 의미가 더 다가왔기 때문이었을 것이다.

그런데 나이가 들어가면서 점점 삶의 균형을 유지하는 것이 얼마나 힘든지를 느끼게 된다. 또한 균형잡힌 삶을 유지하는 삶이 얼마나 멋진 삶인지를 알게 된 것이다. 이런 균형은 내 삶에서 매우 중요하다. 가정에서뿐만 아니라 사회에서의 삶도 마찬가지다. 내 삶의 모토가 바로 "가정과 학교와 교회에서의 균형잡힌 삶"이기 때문이다.

의예과에 대한 이야기를 하면서 굳이 '균형'이란 단어를 끄집어낸 이유는 무엇일까? 내가 의예과생들에게 이 단어를 강조하는 이유는 딱 하나다. 의예과 과정은 인생의 한 과정이고, 그것도 20대 초반이라는 인생의 중요한 출발점에서 균형을 잡아 가는 훈련을 하는 것은 자신의 인생을 더욱 값지게 만들기 때문이다.

앞서 이야기한 '지정의'에서도 강조한 이야기지만, 우리 삶의 지정의의 균형을 맞추어 가는 데 있어서 의예과 시절은 매우 중요하다. 자신의 지적 · 의지적 · 감정적 측면에서의 균형을 유지하려는 노력이 삶의 매 순간마다 필요하다.

053
의료의 산업화

의료의 산업화는 의료서비스 선진화라는 명목하에 자연스럽게 진행될 것으로 보인다. 아니, 이미 많이 진행되어 있다. 사회 안전망으로서의 가치 추구보다는 산업적 측면을 강화하여 의료시장을 확대하고 부가가치를 높이는 쪽으로 기울 것이라는 전망이다.

아직 의학을 배우지 않은 의예과생들에게 굳이 이런 이야기를 꺼내는 이유는 간단하다. 여러분들의 미래 모습이 거기에 달려 있기 때문이다. '자연과학 과목이나 공부하면 되지, 우리가 거기까지 공부할 필요가 있어?'라고 생각할 수 있다. 이런 사회적 변화는 여러분의 미래 모습도 바꾸어 놓을 수 있기 때문에 전문가는 아닐지라도 분명하게 알고 있어야 하는 부분인 것은 확실하다. 사회의 산업적 측면의 변화는 의사 사회에 분명히 영향을 주기 때문이다.

세상은 변화한다. 의사 사회는 상대적으로 보수적이다. IT 기기의 발전은 기존 의사들의 입지를 더욱 좁혀 가고 있다. 뿐만 아니라 의료를 하나의 시장으로 보는 수많은 큰손들이 돈을 위해 의료계 쪽으로 몰려 올 것이다. 그런데 정작 의료의 중심에 있는 의사들은 이런 부분에 대하여 모르거나 무관심하다가 이용만 당하는 경우가 발생할 수도 있다. 이것이 나의 우려였으면 좋겠지만, 이 문제는 하나씩 현실이 되어 나타나고 있다.

본과에 오기 전에 분명히 이런 사회적 변화에 대하여 한 번쯤 관심을 갖고 좀 더 깊숙이 들여다보기를 권한다.

054

시간이 갑자기 빨라진다

의예과 2학년 2학기가 되면 갑자기 시간이 빨라진다. 그렇게 느긋하게 가던 시간이 빨라지는 것을 경험하게 된다. 의예과 1학년과 의예과 2학년 1학기 시간을 자신이 스스로 계획해서 사용하지 못한 경우라면 이 시계는 더욱 더 빨라진다.

그만큼 마음이 분주해진다. 그런 탓에 스스로 해야 할 일들이 쌓여 갈 수 있다. 비계획적으로 살았던 시간들에 대한 아쉬움을 뒤로 하고, 좀 더 차분하게 자신에게 주어진 시간들을 계획적으로 만들어 가야 한다. 시간이 빨리 가는 것처럼 느끼는 내면에는 조급함이 있다.

반면에 좀 체계적으로 계획을 세우고 부지런한 삶을 산 학생이라면 시간은 똑같이 가게 될 것이다. 미리 준비하고 하나씩 해 왔으니 곧 본과에 올라갈 시간이 되어도 그만큼 느긋해지는 것이다. 서두를 것도, 번거로울 것도 없는 것이다.

따라서 의예과에 처음 들어올 때부터 자신의 의예과 생활 2년에 대한 설계를 하는 것이 가장 중요하다. 학기 중의 생활과 방학에 대한 구체적이고 체계적인 계획을 세우는 일이 매우 중요하다. 의예과란 그저 쉬었다가 본과에 올라가는 과정이 아니다. 어찌 보면 본과보다 더 중요한 시간임이 분명하다.

본과에서의 바쁘고 힘든 시간들이 더 유연하게 지나가려면 의예과에서부터 미리 계획을 짜고, 하나씩 하나씩 해결해 가는 훈련이 필요한 것이다. 이런 훈련 없이 본과에 진입하게 되면 시간이 빠르게 가고 조급해진다. 거기에 그치는 것이 아니라 본과 생활도 안정적으로 할 수 없는 경우가 발생한다.

의예과생이라면 누구나 '본과에 가면 더 잘할 거야'라고 막연하게 생각한다. 그런 다짐도 해 본다. 그러나 몸에 배지 않은 습관이 무섭게 자신을 피곤하고 당황스럽게 만드는 것이다.

055
체력은 국력이다

본과에 올라간 많은 학생들이 호소하는 문제 중 하나가 '학업 소진'이다. 강의, 실습, 평가의 반복적인 삶의 패턴은 결국 학생들을 학업 소진으로 몰고 간다. 본과 생활이란 무더운 여름을 보내는 고등학교 3학년 교실에 계속 갇혀 있는 것과 같다고 보면 된다. 학생들은 학업 소진의 상태를 그저 '체력의 고갈' 정도로 이해한다. 스스로 '체력이 모자라'라고 생각하며, 쉬기도 하고 운동도 해 보지만 개선되지 않는다.

학업 소진은 신체적인 체력의 소모뿐만 아니라 정신적 · 심리적 에너지의 고갈이다. 단순한 신체적인 체력은 운동이나 쉼을 통해 회복될 수 있지만 정신적 · 심리적 체력의 고갈은 쉽게 회복되지 않는다. 따라서 본과에 가기 전에 이런 부분에 대하여 한번쯤 고민해 볼 필요가 있다.

대학을 다니던 시절 내가 속한 동아리에선 훈련등반이라는 것을 했다. 의예과에 들어가자마자 산악훈련이라는 극한 훈련을 경험하게 했다. 특수부대의 극기훈련을 모방한 프로그램이다. 단순한 체력적 한계를 넘어 정신적 한계에 도전하는 과정이었다. 누가 처음에 이 훈련등반을 만들었는지 모르겠지만, 1박 2일의 과정은 한 개인의 육체적 · 정신적 한계를 경험하게 하고, 거기에 동료애까지 배우는 좋은 시간이었다. 물론 당시에는 힘들고, 왜 이런 것을 하지? 라는 질문을 던졌지만, 그때의 경험이 지금의 내 삶에 큰 영향을 주었다는 것은 자명한 사실이다.

그렇다고 지금의 의예과생들에게 "이런 극한 경험을 해 봐!"라고 권하고 싶지는 않다. 각자가 본과에서 한번쯤 경험하게 될 학업 소진에 대비하는 마음자세와 자신만의 해결책에 대하여 어느 정도 답을 갖고 의예과 생활을 하라는 뜻이다. 강하게 보이고, 똑똑하게 보였던 선배들 중에서 쉽게 학업 소진에 빠지는 경우를 이미 많이 보았을지도 모른다.

학업 소진은 본과 생활을 하는 누구나 한번쯤 경험하게 될 시간들이다. 스스로 미리 해결책을 가지고 본과에 올라오기를 바란다.

056
입시제도가 없는(?) 우리 사회

2013년 12월에 "서울대, 문과생 의대 지원방안 보류"라는 뉴스가 흘러나왔다. 서울대가 처음 이 방안을 내놓은 이유를 한번쯤 생각해 본다면, 어떻게 이렇게 성급하게 정책 시행을 보류하게 되었을까? 역시 유·불리를 따지는 우리 사회에서 흔히 볼 수 있는 물러섬일까?

서울대가 2015학년도 입시부터 의예과 등에 문과생도 지원할 수 있도록 하겠다는 취지는 이랬다. "창의적 인재를 요구하는 융합학문의 시대정신에 부합하기 위한 것." 그렇게 말했던 서울대는 "입시제도의 급격한 변화가 초·중등 교육현장과 수험생에게 혼란을 줄 수 있다는 점을 감안했다."며 "추후 교육 여건 및 사회 환경을 고려해 결정하기로 했다."고 설명하고 있지만, 쉽게 말하자면 사회적 압력에 굴복한 셈이다. 형식이야 한국대학교육협의회(대교협) 대학입학전형위원회가 "일반계 고등학교의 문제 제기가 많다."며 재고를 요청했었다고 알려져 있지만 말이다.

이번에도 여지없이 이런 뉴스가 뜬다. "외고·국제고 등 특목고와 자사고, 재수생에게만 유리한 방안이라는 논란과 함께 고교 서열화 구조가 공고해질 것이라는 우려"가 표출되었고, "서울대는 학사위원회를 열어 의예과, 수의예과, 치의학과에 수능 응시영역에 따른 문 · 이과 교차 지원안을 재논의한 결과 이같이 결정했다고 전해지고 있다."라고 말이다.

서울대가 아무런 생각 없이, 그것도 우리 사회에서 가장 민감한 대학입시 정책을 내놓으면서 예상하지 못했던 문제일까? 과연 이렇게 '보류'라는 단어를 사용하면서 살그머니 꼬리를 내려야만 했는가 하는 점이 아쉬웠다. 우리나라 최고의 상아탑 서울대마저도 자신들의 입시정책에서 결국 사회적 압력에 무릎을 꿇는다면 우리 사회의 발전은 점점 무뎌질 것이다.

그것이 누구에게는 유리하고 누군가에게는 불리하고의 문제를 떠나 그 정책을 내놓은 배경에 집중해야 할 사회가 결국 자신들의 유·불리만 따지고 있다는 생각이다. 물론 의대를 가기 위해 초등학교 때부터 준비하는(결코 이런 사회적 분위기에 동의할 수 없지만) 우리 사회가 의대 입시에 민감하다는 것은 알지만, 좀 더 먼 미래의 우리나라를 생각해야 하지 않을까? 실제 어떤 학생들을 뽑고, 어떻게 교육시켜야 우리가 궁극적으로 원하는 '좋은 의사'를 배출하는 데 유리할 것인가를 먼저 생각해야 하는 것은 아닐까? 내 자신에게 유리한 정책이 아니라, 국가와 민족의 '공의'에 더 유리한 정책을 말이다. 이것은 막연한 이상이 아닌, 우리 사회가 해결하고 넘어야 할 산이다. 이 산을 넘지 못하면 우리 사회는 늘 그 수준을 벗어나지 못할 것이다.

서울대가 정책을 내놓을 때는 정말 우리 사회의 발전과 공의를 생각했다고 판단되기에 아쉬움이 더 많이 남는 것이다. 대학이 스스로 원하는 학생들을 선발하지 못한다면 그 대학의 존재 이유가 어디 있겠는가? 하는 것이다. 정말 다양한 학생들이 들어와, 보다 창의적인 인재로 성장해 갈 수 있다면 그보다 더 좋은 입시정책이 어디 있겠는가?

기존의 의대를 준비하고 이과에서 애쓴 수험생들의 수고를 무시하자는 것이 결코 아니다. 분명히 대학이 원하는 인재상에 맞춘 특별한 입시정책의 필요성이 대두되었다면, 그것에 대한 깊은 연구를 통해 조금씩 조금씩 정책을 펼쳐 가는 것이 옳다. 그러지 못하고 사회적 압력에 쉽게 무릎을 꿇어 버리는 모습은 많이 아쉬운 대목이다.

나는 의예과에 좀 더 다양한 학생들이 들어오길 소망하고 있다. 단순히 수학 문제를 더 많이 맞아서가 아니라 문과이든 이과이든 다양한 배경과 철학을 가진 학생들이 의예과에 들어와 의사로서 성장해 가는 모습을 보고 싶은 것이다. 그것이 우리 인류에게 더 유익하기 때문이다.

057
분리와 독립의 균형 속에서

의과대학은 의예과 2년 과정과 본과라고 부르는 의학과 4년 과정으로 구성된다. 엄연히 학과가 다르다. 따라서 두 학과를 이끌어 가는 학과장도 따로 존재한다. 즉, 의예과장과 의학과장이 따로따로 임명된다.

의과대학이라는 과정이 크게 하나로 되어 있지만, 의예과와 의학과는 따로 교육목표를 갖고 있으며 교육과정도 다르게 편성되어 있다. 분명하게 분리되어 있는 독립된 학과이지만, 필연적으로 연계성을 가져야 한다는 데는 이견이 없는 듯하다.

내가 이 이야기를 꺼내는 이유는 의예과에 존재하는 학생회를 비롯하여 동아리가 좀 더 독립적으로 활동했으면 하는 바람 때문이다. 즉, 6년짜리 동아리가 아니라 2+4의 동아리이길 바라는 것이다. 학생회가 따로 운영되듯이 말이다.

의과대학을 다니던 시절 내가 속한 동아리가 그러했다. 의예과는 '흐름Y회'였고, 본과는 '의대Y회'였다. 하나의 동아리가 분명했지만, 교육과정이 전혀 다른 두 학과(의예과와 의학과)를 다니는 학생들이 자신의 삶의 패턴에 맞게 독립적으로 운영되었다. 물론 큰 행사를 하면 당연히 하나로 합쳐진 형태의 동아리 모습이 되었다.

이렇게 구성된 의예과 동아리에서는 1학기에는 의예과 2학년 학생이, 2학기에는 의예과 1학년 학생이 회장을 했다. 즉, 의예과 2학년 2학기에는 본과에 올라갈 준비를 하는 시간을 배려했던 것이다. 같은 동아리였지만, 의예과 동아리는 별개로 운영되었던 것이다.

그런 과정 속에서 학생들은 선배와 후배, 동기간의 질서와 서로에 대한 배려 등 사회성을 길러 나갈 수 있었다. 의예과와 의학과의 삶의 패턴의 차이에서 오는 문제들을 극복하고, 의예과 과정에서 공동체 안에서의 질서와 윤리를 배우는 좋은 과정이었다고 기억하고 있다.

058

열등감을 극복하라

간혹 의예과생과 대화를 하다 보면 가슴이 먹먹해지는 경우를 경험한다. 젊은 청년들인 의예과생으로부터 어떤 열등감을 발견하기 때문이다. 최고 학부에 다니는 의예과생에게 무슨 열등감이냐고?

그러게 말이다. 믿어지지 않겠지만 일부 학생들에게서 열등감을 보게 된다. 더 좋은 의과대학을 가지 못해서 그럴까? 간혹 자립형 사립고를 나와 지방에 있는 국립대에 들어온 학생들 중에 이런 학생이 있다는 이야기를 듣고 놀라곤 한다. 이미 고등학교 때부터 성적순으로 서열화된 사회에서 A급이 아닌 B급 인생을 살아왔던 과거 때문으로 생각된다.

서울을 중심으로 하는, 등고선식으로 서열화되어 있는 한국의 대학입시 제도가 가장 큰 영향을 주었을 것으로 보인다. 내용이나 질적 차이보다는 그저 점수에 의해 만들어진, 서울을 중심으로 등고선식으로 만들어진 서열식 배열이다. 자신들만의 고유의 입시제도도 없다. 오직 점수만이 모든 것을 좌우하는 사회에서 학생들은 점수에 의해 자신의 가치를 스스로 평가해 왔다. 참으로 안타깝고 통탄할 일이다.

학교에서 1등을 하지 못했다고, 지방에 있는 의대를 들어왔다고 2류 인생이란 말인가? 물론 누구나 좋은 대학에 가고 싶어 한다. 자연스러운 현상이다. 그렇다고, 자신이 꿈꾸어 온 의대에 들어가지 못했다고 해서 인생을 망친 것인가?

이런 이유로 상당수 학생들이 스스로의 열등감에서 벗어나지 못하는 경우를 본다. 어떤 학생에게 "졸업을 하고 전문의 과정을 마친 후 미국을 비롯하여 다른 국가나 단체에서 일할 생각이 있느냐?"라고 물어 본 적이 있다. 한 학생이 "영어가 안 되어서요."라고 고개를 숙인다. 내가 반문했다. "너희들은 영어 1등급이잖아? 나보다 몇 배는 영어를 잘하는데, 왜?"라고 말했다. 말을 잇지 못한다. 고개만 숙인다. 그 순간 나는 숨이 컥 막혔다.

영어가 충분히 되는데도 일부 학생들은 영어에 자신감이 없다. 아니, 실제 영어가 좀 안되는 학생이라고 할지라도 함께 졸업한 30만 명의 학생 중에서 단연코 최고 그룹에 들어 있는 그들이 아닌가? 그리고 실제로 그런 영어 실력에 대해 생각을 한다면, 영어 공부를 할 수 있는 절호의 시간이 바로 의예과의 시간이 아니겠는가? 나는 이야기했다. "나는 네가 영어 실력이 떨어진다고 생각하지 않는다. 그리고 네가 부족하다고 생각하더라도 결코 늦은 시간이 아니다. 나는 지금도 영어 공부를 한다."라고 말이다.

나는 학생들이 영어뿐만 아니라 다른 분야에서도 열등감을 갖지 않았으면 하는 바람이다. 그 열등감을 떨치지 못한다면 본과에 와서 공부를 하면서 다시금 힘든 시간들을 만날지도 모른다. 영어 실력 때문이 아니라, 스스로 사로잡혀 있는 열등감 때문에 오는 비극이다.

의사가 되어서도 마찬가지다. 사회에 나가면 수많은 일들을 만나게 된다. 꼭 환자나 의료에 종사하는 사람들만 만나는 것이 아니다. 수많은 분야의 많은 사람들을 만나게 된다. 그럴 경우에도 스스로 갖고 있는 열등감을 극복하지 못한다면 예상하지 못한 어려움을 겪게 될지도 모른다.

단지 학생 때의 학업성취 문제가 아니라, 또 다른 개인적인 문제들을 만들어 낼지도 모른다. 열등감을 극복하는 것은 자신뿐만 아니라 환자나 주변 사람들에게 선한 영향력을 끼칠 수 있는 기본 조건이다.

059
반수는 집어치워!

의예과 1학기가 끝나면 몇몇 학생들이 사라진다. 반수를 하기 위하여 서울에 있는 입시학원에 가기 때문이다. 입시에서 스스로 만족하지 못하기 때문에 1년을 더 투자(?)하는 것이다. 때로는 그 이상의 시간도 투자한다.

나는 개인적으로 그것을 투자라고 보지 않는다. 인생의 시간을 낭비하는 것이라고 본다. 그렇게 반수를 해서 좀 더 좋은(?) 대학에 갔다고 치자. 과연 인생의 질이 달라질까? 워낙 서열화된 사회구조에서 그저 입시 성적이 조금 더 높은 대학의 졸업장을 따는 것 이외에 자신의 인생의 가치가 얼마만큼 더 올라갔을까? 한번 생각해 볼 필요가 있다.

의학교육평가원에서 실행하고 있는 평가인증에 따라 대부분의 의과대학이 교육의 질적 향상을 가져 왔다(2016년 현재, 두 개 대학은 문제가 있는 것으로 평가되고 있다). 교육에서는 거의 평준화를 이루었다고 보인다. 그리고 의과대학이라고 하는 곳이 무슨 사설학원처럼 유명 강사가 먹여 주는 교육을 하는 곳이 아니다. 의과대학은 학생이 스스로 자신의 인생을 개척해 가는 인생 과정에서 약간의 도움을 줄 뿐이다. 모든 것을 스스로 이루어 가는 과정이다. 서울에 있다고 무조건 좋고, 지방에 있다고 무조건 나쁘다라는 생각은 잘못된 생각이다. 물론 서울에 가족이 산다면 서울에서 살고 싶다는 생각을 하게 되겠지만, 그것도 가만히 생각해 보라. 스무 살을 넘어선 성인이면서도 스스로 독립하지 못한 채, 서울을 고집하는 경우에 해당된다.

즉, 자신의 뚜렷한 의지나, 서울에 있는 대학이 의학을 배우는 데 더 낫다는 증거 없이 사회적 분위기에 편승하는 것은 아닌가? 하는 생각이 많이 든다. 인생의 가장 중요한 시간을 단지 반수를 위해 버린다고 본다. 오히려 1년의 시간을 더 유익한 곳에 사용하거나, 자신을 가꾸는 데 사용한다면 더 멋진 미래를 준비하는 과정이 되지 않을까? 생각해 본다.

6장
꼰대의 잔소리

060
이야깃거리를 만들라

우리 사회에도 어느 순간부터 포트폴리오에 대한 개념이 생기기 시작했다. 물론 우리 사회에도 이미 존재해 왔던 개념이지만, 취업이나 입학에서 이 용어가 거론되면서 포트폴리오의 중요성이 부각되었다.

포트폴리오는 원래 예술가의 경력이나 이력, 실력 등을 객관적으로 보여 주기 위하여 자신의 작품 등에 대한 내용을 하나로 묶는 서류철이었다. 그러다가 그 뜻이 확대되어 이제는 한 개인의 이력이나 경력 등을 보여 주는 서류라는 뜻으로 쓰이고 있다.

나는 의예과생들이 2년이란 시간을 보낸 후에 자신의 포트폴리오를 만들 수 있었으면 하는 바람이다. 2년의 세월 동안 자신을 부각시킬 그 무엇인가를 갖고 있어야 한다는 뜻이다. 단순히 학점 이수와 약간의 동아리 활동, 취미생활, 여행 등의 수준을 넘어섰으면 하는 바람이다.

무슨 포트폴리오를 만들라는 뜻인가?라고 반문하지 말았으면 좋겠다. 무엇을 할 것인지? 어떻게 할 것인지? 왜 하는 것인지?에 대한 질문을 자신에게 던지고, 스스로 그 답을 찾았으면 하는 바람이다.

내가 바라는 것은 포트폴리오를 만들 수 있는 자신만의 '이야깃거리'를 만들어 가는 시간이었으면 한다. 다른 사람은 타인의 이야깃거리를 만들지 못한다. 자신의 이야기를 스스로 만들어 갈 수 있어야 한다. 그래야만 그것이 자신의 이야기가 되는 것이다.

지금 말하는 포트폴리오는 어디에다 제출하기 위한 것이 아니다. 자신이 2년의 의예과 생활을 마친 후 스스로에게 던지는 포트폴리오이다. 아마도 나중에 의사가 된 후에 그 포트폴리오를 열어 보고 흐뭇한 미소를 짓게 될지도 모른다. 남을 위한 포트폴리오가 아닌 스스로에게 주는 포트폴리오를 작성할 수 있도록 이야깃거리를 만들어가는 의예과의 시간이 되기를 소망해 본다.

•

061
영화를 만들라

나의 "영화를 만들어 보라."는 예상치 못한 주문에, "나는 그런 것에 취미 없어!"라고 말할지도 모른다. 또한, '도대체 무슨 영화를 왜 만들어 보라는 거야?'라고 생각할지도 모른다. 당연하고 자연스러운 반응이다.

최근 우리 대학 교수 중 두 명이 〈카데바〉라는 단편영화를 만들어 부산영화제에서 상영하였다. 따라서 그들은 의대 교수이며 영화감독으로 입문한 셈이다. 내가 굳이 의예과생에게 영화를 만들어 보라고 주문하는 이유는, 영화 제작이라는 과정을 통해 세상을 보는 눈이 달라질 뿐만 아니라 내 자신을 보게 되는 계기가 되기 때문이다.

영화는 그저 카메라를 들고 찍는다고 해서 만들어지지 않는다. 영화는 먼저 시나리오가 있어야 한다. 시나리오는 내가 무엇을, 왜 찍어야 하는지에 대한 정답이다. 시나리오가 영화에서 차지하는 비중이 큰 이유가 여기에 있다. 내가 대학생, 그것도 의예과생으로서 세상에 있는 어떤 것을 영화라는 매체에 어떻게, 왜 담을 것인가를 정리하는 시간이 필요하다. 시나리오 작업이다.

그리고 내가 카메라에 담아야 할 것들을 담는다. 물론 생각대로 되지 않을 수도 있다. 그러나 내가 영화에 넣고자 했던 것을 수고라는 과정을 통해 담는 과정을 거쳐야 영화가 만들어진다. 편집은 스킬이 필요한 작업이지만 요즈음 영화 만드는 툴이 많이 나와 있기 때문에 그리 어려운 작업은 아니다.

영화를 만들어 보는 것은 그 안에 자신의 생각을 집어 넣는 작업이다. 자신의 생각을 누군가에게 보여 주는 작업이다. 그 안에 나의 철학과 삶이 들어간다. 기술적으로는 어설프고, 완성도가 떨어질 수 있다. 그럼에도 불구하고 내가 생각하는 것을 영화라는 매체에 담아 보는 경험은 의예과 시절에 누릴 수 있는 호사일 것이다. 본과 때는 할 수 없다가 아니라 시간적으로 좀 더 여유가 있을 때, 심리적으로 더 쫓기지 않을 때에 영화를 만들어 보길 권한다. 만드는 수고, 그 이상의 것을 얻는 시간이 될 것이다.

062
책을 쓰라

나는 요즈음도 시간이 될 때마다, 그리고 내 머릿속에서 뭔가 떠오를 때마다 글을 남겨 둔다. "기록은 기억을 이긴다."라는 말이 있다. 사람의 기억은 그리 오래 가지 않는다. 많은 것을 오랫동안 기억해 왔던 내 자신도 이제는 기억하는 것에 자신감이 없어졌다. 세월이 가면서 생기는 자연스러운 현상이다. 나는 이것을 극복하기 위하여 더 많은 글을 쓴다. 작품을 만들기 위한 글쓰기가 아니다. 단순히 기록이다. 어찌 보면, '잊혀질 두려움'에 대한 방어적 자세일지도 모른다.

나는 의예과 2학년 2학기가 끝나자마자 칩거에 들어갔다. 친구들도 만나지 않고, 여자친구도 만나지 않았다. 나는 방안에 틀어박혀 2년간의 나의 모든 흔적들을 보았다. 수첩과 메모지, 낙서장, 노트, 달력, 사진 등 내가 모을 수 있는 모든 자료를 모았다. 그리고 이 모든 것을 방바닥에 펼쳐 놓았다. 달력을 넘기면서 시간대별로 굵직한 사건(?)들을 적기 시작했다. 지금처럼 컴퓨터가 있었던 것도 아니고, 타이핑을 할 수 있는 타자기가 있었던 것도 아니었으니 그저 펜을 이용해 손으로 적어 갈 수밖에 없는 상황이었다.

따라서 주제들을 나열하고, 그 주제에 들어갈 단어들을 계속 나열하였다. 그리고 주제와 단어들을 이용해 이야기들을 쓰기 시작했다. 필요하면 펜으로 쭈~욱 그어서 지우거나, 필요에 따라 이미 써 놓은 문장 사이사이에 새로운 문장을 집어넣기도 하였다. 아마도 이렇게 작업하는 모습은 요즈음 사람들에겐 이해가 되지 않을 것이다.

그렇게 낱장 종이에 쓰여진 이야기는 모두 33편의 이야기가 되었다. 2년 동안의 모든 이야기를 다 적을 수는 없었기 때문에 이야기의 주제를 33가지로 추려낸 것이다. 그렇게 쓰여진 이야기를 노트에 옮겨 적기 시작했다. 물론 노트에 옮겨 적는 동안 문장이 다듬어지기도 했고, 내용이 첨가되거나 삭제되기도 했다. 그렇게 노트 한 권 분량의 이야기가 완성되었다. 그리고 그 완성된 책(?)을 다시 읽기 시작했다.

2년간의 삶이 함축되어 있는 33개의 이야기가 적힌 노트를 읽고 또 읽었다. 그리고 칩거 2주가 다 되어 가던 때에 새로운 노트를 한 권 사서 거기에 옮겨 적기 시작했다. 볼펜이 아닌 잉크를 넣어 사용하는 만년필로 글들을 새로운 노트에 옮겨 적었다. 노트 한 권 분량이었다. 이야기마다 달랐지만 주제별로 3~4페이지가 되었다. 물론 좀 더 길게 쓴 이야기도 있었다.

지금은 그 노트를 분실해서 내 손에 없지만 첫 주제와 마지막 주제는 지금도 정확하게 기억에 남는다. 물론 전체 내용도 어렴풋이 기억에 남아 있다. 이렇게 적어 둔 이야기는 나의 의예과 2년간 삶의 모습을 대표적으로 보여 주는 이야기들이 되었다.

나는 오늘날의 의예과생들도 자신의 의예과 2년의 생활을 이렇게 책으로 남기라고 권하고 싶다. 자신의 삶을 책으로 적게 된다면 인생의 시간들을 훨씬 더 진지하고 계획적으로 살게 될 것이지만, 그렇게 살지 못한다고 할지라도 자신의 지나온 세월을 적어 두는 일은 소중한 일이다. 많은 세월이 지난 후에 자신의 삶을 되돌아볼 수 있는 소중한 자료가 되기 때문이다. 또한, 기록은 기억의 한계를 극복할 뿐만 아니라, 기억이 흐려지며 생기는 왜곡을 방지하는 힘이 있다.

한 권의 책으로 남길 수 있는 의예과의 삶이 된다면 본과에 올라가서도, 아니 의사로서 살아갈 미래에도 삶의 태도와 자세가 분명히 다른 이들과는 다르게 될 것이다. 그저 흘러가 버리는 의예과의 시간이 아니라, 각자의 삶 속에서 기록해 두고 싶은 2년간의 삶이길 소망해 본다.

063
집을 지으라

남자들의 로망 중 하나가 직접 자신이 살 집을 지어 보는 것이라고 누군가 이야기했다. 의예과생에게 집을 지어 보라고 이야기를 꺼낸 이유는 간단하다. 실제로 집을 지을 수는 없다. 그럼에도 불구하고 이런 요구를 해 보는 이유는 바로 "집안에 사람이 산다."는 말을 하고 싶은 것이다.

집은 벽이 있고, 지붕이 있고, 문과 창문이 있다는 물리적 의미보다 훨씬 더 큰 의미를 지닌다. 태어나서, 자라면서 가장 긴 시간을 보내는 장소, 가족과의 소중한 기억들을 만들어 가는 곳이 집이 아니던가? 더 나아가 내가 오늘 밤에도 들어가야 할 곳이 바로 집이다.

편리를 위해 아파트 형태의 집이 많은 현대 사회에선 집을 짓는 것이 비효율적인 행동으로 보일 수 있다. 따라서 나는 여러분에게 이런 말을 던지고 싶다.

"어떤 집에서 살고 싶나? 그리고 그 이유는?"

이 질문에 여러분 머릿속에는 무슨 생각이 떠오르나요? 크고 화려한 집, 작고 소박한 집, 그저 그런 집, 동화에서나 나올 법한 집 등 여러 가지 생각을 하게 될지도 모른다.

그러나 이런 생각을 해 보는 것은 어떨까? 집에 거주하는 '사람'을 중심에 두고 집을 머릿속에 그려 보는 것은 어떨까? 나는 최근 일본의 건축가인 오시마 겐지와 마스다 스스무가 쓴 책 두 권을 동시에 읽은 적이 있다. 이 책들은 단순히 건축의 기술이나 방법을 알려주는 책이 아니다. 나는 이 책들을 읽으며 딱 한 가지 생각만 들었다. '집에서 사는 것은 바로 사람이다'라고 말이다. 이 책들을 통해 인간을 더욱 더 이해하려는 노력이 필요함을 느끼게 되었다.

실제로 지어 볼 수는 없다고 할지라도 한번쯤 집과 사람에 대하여 깊이 생각해 보는 것은 인간을 이해하는 데 한 걸음 더 나아가는 계기가 될 것으로 생각된다.

064
집중하는 훈련

내가 강의를 할 때 가장 중요하게 생각하는 것은 '학생들로 하여금 집중할 수 있게 하는 강의'이다. 그렇게 하기 위해 우선 프레젠테이션 자료 준비를 철저하게 한다. 슬라이드 한 장 한 장에 집중할 수 있는 요소들을 넣고, 이 슬라이드들이 계속해서 넘어가면서 연결성이 있게 만든다. 그래야만 학생들이 집중하게 된다.

나는 의대에서 강의할 때나, 내가 쓴 글에서나, 아니면 자녀의 양육이나 교육, 부부 사이의 관계, 직장인들의 업무, 운전자들의 좋은 운전습관 등을 이야기할 때에도 빼놓지 않는 단어가 바로 '집중'이란 단어다. 힘들었던 대학입시를 통과하고 의예과에 들어온 학생들이 자칫 잃어버리는 것 중 하나가 바로 '집중력'이다. 이 집중력은 인간의 삶에서 매우 중요한 것임에도 힘든 과정을 거친 후 오는 느슨함 속에서 잃어버리는 경우가 많다.

나중에 쓸 글에서 나오겠지만 의대생들이 공부를 잘하는 길은 딱 하나다. 바로 '집중'이다. 따라서 의예과 시절부터 자신의 어떤 것에 집중할 수 있는 훈련이 지속적으로 필요하다.

긴장의 끈을 놓지 않고 살라고 요구하는 것이 아니다. 긴장과 집중은 엄연히 다르다. 자신에게 주어진 사소한 일에 집중하는 훈련은 나중에 더 큰 일에서도 집중력을 발휘할 수 있는 바탕이 된다. 의예과라는 과정에서 갖추어진 집중력은 본과에서 큰 힘으로 작용할 것이 분명하다. 단순히 학습에 대한 이야기는 아니다. 삶의 모든 분야에서 그렇다는 이야기다. 집중력이 없는 삶의 시간은 낭비되는 시간이 되고 만다.

나중에 의사로 살아가면서도 환자에 대한 집중은 환자의 진단에서 치료에 이르기까지 모든 과정에서 좋은 결과를 가져다 주는 선물이 될 것이다.

065
인문학을 사랑하라

창의적인 리더이며 혁신가라고 할 수 있는 애플(Apple)의 CEO였던 스티브 잡스(Steve Jobs)의 영향일까? 언젠가부터 우리 사회에선 인문학 열풍이 불고 있다. TV에서 인문학에 대하여 조명하며, 인문학에 대한 강좌를 방송하기도 한다.

그런데 정작 우리나라 대학의 현실은 어떠한가? 학생들은 '취업'에 목숨을 걸고, 대학은 '취업률'에 목숨을 걸고 있다. 창의나 혁신과는 거리가 먼, 그저 취업을 위한 장소로 변해 버린 대학의 현실을 볼 때 마음이 아파 온다.

시중에 수많은 인문학 관련 책들이 쏟아져 나왔다. 도대체 어떤 책을 읽어야 할지 모를 지경이다. 사람들 사이에서 '인문학'이란 단어가 튀어나오고, 보수적 꼴통(?)으로 비춰졌던 의과대학 안에서도 인문학은 확대되어 가고 있다. 의료인문학이 이미 의과대학의 교육과정에 깊숙이 들어와 있다.

어찌 보면 의과대학의 교육과정에 인문학이 너무 늦게 들어왔다고 볼 수도 있다. 왜냐하면 인문학은 바로 '인간에 대한 학문'이기 때문이다. 인간을 진료하고 치료하는 의료 현장에 인간에 대한 학문인 인문학이 빠져서는 안 되기 때문이다.

학생들이 그저 뚜렷한 목적을 찾지 못하는 수많은 교양과목들 중에 인문학 과목이 많다. 인문학이 멀리 있는 것은 아니다. 그럼에도 불구하고 따로 배워야 하는 학문처럼 생각하는 경우가 많다. 사실 많은 의과대학의 기본의학 교육과정에 인문학이 스며 들어가 있다. 물론 과목명만 보아도 의료인문학 과목임을 알게 되는 것들도 있지만, 그렇지 않은 경우도 많다.

나는 의예과 학생들이 보다 깊게 인문학에 대한 관심을 가져 주기를 바란다. 결국 의료의 대상은 인간이고, 우리는 인간에 대하여 더 많이 생각하고 고민하고 알아야 하기 때문이다. 인간을 중심에 두지 않는 의료란 있을 수 없다. 인간에 대하여 더 많이 알고, 더 많이 생각하고, 더 많이 고민할 때 좋은 의사가 될 수 있는 것이다. 의료는 그저 손기술이나 기계적 행위가 아니기 때문이다.

따라서 의예과 시절에 인문학을 가까이 해야 한다. 인문학을 접하며 의학과 별개이고, 직접적인 관련성이 없다고 판단하고 무시해서는 안 된다. 더 나아가 인문학을 사랑할 수 있기를 바란다.

066
서점에 놀러 가라

"대학로에 서점이 없다."라는 말은 대학로에 갈 때마다 내뱉는 말이다. 우리 주변에서 대형서점들이 사라졌다. 물론 인터넷을 통해 책을 더 쉽게 구할 수 있는 사회이기 때문이기도 하지만, 우리 사회에서 책은 이제 돈이 되지 않는 물건(?)이 되고 말았다.

이유는 간단하다. 사람들이 책을 읽지 않는다. 2013년 한국출판연구소의 발표 내용에 따르면, 한국의 도서시장은 일본의 10분의 1 수준이다. 인구 수를 감안하더라도 너무 많은 차이를 보인다. 책을 읽지 않는 이유는 무엇일까? 여러 가지 이유가 있겠지만, 나는 그런 생각이 든다. '책을 읽지 않아도 살아가는 데 불편함이 없기 때문이 아닐까?'라고 말이다.

그런데 나는 지금 의예과생들을 생각하면서 '독서'라는 말을 끄집어내고 있다. 그 이유는 딱 한 가지다. 대중은 책을 버리더라도 사회의 리더들은 책을 읽어야 한다는 점을 역설하는 것이다. 의사는 사회의 리더 그룹에 속한다. 그만큼 사회적 책무성을 가져야 하는 위치에 서게 된다. 그런 의사가 될 의예과생들에게 책을 강조하는 것은 당연하고, 자연스러운 일이다.

나는 자주 학생들에게 묻는다. “최근에 읽은 책은 무엇이지?”라고 말이다. 물론 본과생들에겐 잘 묻지 않는다. 그런 질문을 하지 않는 것이 본과생들에 대한 예의(?)이다. 그러나 의예과생들에겐 계속 해대는 질문이다. 미래에 이 사회의 리더로 살아갈 의예과생들은 책을 늘 가까이 두어야 한다.

067
길을 걸으라

요즈음 우리 사회는 걷기 열풍이다. 올레길이 만들어지고, 사람들 사이에선 걷기가 이미 유행이 되었다. 자동차로 많이 이동하는 현대인들에게 부족한 운동량을 걷기를 통해 만회해 보려는 것이다.

본과생들은 기숙사(또는 집)에서 강의실, 강의실에서 도서관, 도서관에서 기숙사로 이어지는 쳇바퀴의 삶을 살아간다. 우리가 학교에 다니던 시절, 이런 삶을 살아가는 우리 스스로를 'School Boy Disease'에 걸렸다고 이야기하곤 했다. 실제 이런 병이 존재하는 것은 아니었지만, 본과생들의 삶의 질을 잘 표현한 것 같다. 이렇듯 본과에 올라간 후에는 한정된 공간에서의 삶을 살게 된다.

따라서 의예과 시절에 더 많이 걷기를 권한다. 숲속길이나 올레길뿐만 아니라 우리가 살고 있는 도시 곳곳을 걸을 수 있기를 소망해 보는 것이다. 숲속길이나 올레길을 걸으며 사색을 하는 것도 중요하지만, 도시의 이곳 저곳을 걸으며 사람들의 삶을 보는 것을 권한다.

의예과에 들어올 때까지 의예과생들은 공부에 파묻혀 살아온 경우가 대부분이다. 세상의 모습을 들여다볼 여유를 가져 보지 못한 경우가 많다. 의사의 삶은 귀족의 삶이 아니다. 아픈 환자를 보살피는 운명의 길을 걸어야 한다. 따라서 사람들의 삶을 이해하는 일은 매우 중요하다.

환자는 자신의 돈벌이를 하는 대상이 아니다. 진료와 치료의 대가로 돈을 받을 뿐이다. 그들에 대한 긍휼함과 연민이 없다면, 의사로서의 삶은 고통이 될 것이다.

의료 시스템이 열악한 나라에 의료봉사를 가 그들의 삶을 보면서 자신의 삶을 투영해 보는 것도 중요하다(대부분의 의과대학은 방학 기간을 이용한 해외 의료봉사 프로그램을 운영하고 있다). 그러나 우리 주변 사람들의 삶을 통해서 '사람 사는 세상'을 살펴보는 것도 의사로서 살아갈 우리의 미래를 하나씩 준비하는 과정이다.

길을 걸으면 세상이 보인다.

068
클래식을 가까이하라

어느 의과대학이나 동아리 중에는 관현악단이 꼭 있다. 좀 더 대중적인 현대음악을 폄하할 이유는 없다. 그렇지만 클래식이란 단어를 끄집어내는 이유를 쉽게 떠올릴 수 있을 것이다. 클래식이라고 하면 늘 '지루하다', '어렵다', '고리타분하다' 등 부정적 생각을 갖는 경우들을 흔하게 본다.

그러나 우리 주위에서 늘상 듣는 음악 중에 클래식이 얼마나 많은지 알고 있는가? 클래식은 정장을 입고 큰 음악회에서만 듣는 음악이 아니다. 우리는 휴대폰을 통해서도 클래식을 얼마든지 들을 수 있다.

나는 클래식의 힘은 '역사성'에 있다고 생각한다. 현대음악의 대부분은 유행을 탄다. 유행에 따라 좀 길게 또는 짧은 수명을 지닌다. 그러나 클래식은 오랜 시간을 생존해 왔다. 왜 클래식은 몇 백 년의 시간을 견디어 내며 인간 사이에서 계속 연주되고 있는가?라는 질문을 던져 보자는 것이다.

그 이유를 내가 말하고자 하는 것은 아니다. 이런 힘을 가진 클래식에 대하여 긍정의 마음을 가지고 한번 접근해 보라고 권하는 것이다. 각자가 갖고 있는 클래식에 대한 생각이 다를 수 있으나 이렇게 권해 본다.

음악치료니, 음악으로 학습능력이 올라갔다느니, 임산부들이 들어야 하는 클래식이라느니 하는 수많은 수식어를 붙여 가며 클래식을 권하는 경우를 본다. 나는 그런 피동적(passive) 접근보다는 능동적(active) 접근을 권하는 것이다. 수많은 사람들이 오랫동안 누려왔던 음악, 클래식에 좀 더 능동적으로 접근하여 클래식의 힘의 원천을 찾아보길 권하는 것이다.

시험에 찌들게 될 본과에서보다는 의예과 시절에 클래식을 듣는 호사를 누려 보는 것은 어떨까? 조금이라도 악기 연주가 가능하다면 관현악반에서 활동하는 것도 권하는 바이다.

069
천장이 높은 건물 안에 머물라

근래에 신경건축학(neuroarchitecture)이 관심을 받고 있다. 신경과학(neuroscience)과 건축(architecture)이라는, 관련성이 없어 보이는 두 분야가 이제는 하나의 용어로 표현되고 있는 것이다. 또한 이와 관련된 학회들도 생겨났다. 이는 소아마비 백신을 개발한 미국의 바이러스 학자인 조너스 소크(Jonas Salk, 1914-1995) 박사의 이야기에서 비롯되었다고 해도 과언이 아닐 것이다. 그는 "오랫동안 소아마비 백신 아이디어가 연구실에서는 떠오르지 않았지만 높은 천장을 가진 13세기 성당 안에서 불현듯 떠올랐다."며 "천장이 높은 곳에서 창의적인 아이디어가 나오는 것 같다."고 말했다고 한다.

이와 관련된 연구들이 뒤따랐는데, 대표적인 연구가 미국 미네소타 대학의 메이어레비(Meyers-Levy) 박사가 발표한 「Ceiling Height Can Affect How A Person Thinks, Feels And Acts(천장 높이가 인간의 생각과 감정, 활동에 미치는 영향에 관한 연구)」이다. 연구결과는 천장 높이가 높을수록 창의력이 필요한 문제를 잘 풀었으며, 천장이 낮을수록 집중력에 도움이 된다는 것이었다.

내가 굳이 천장이 높은 건물에 머물라고 의예과생들에게 권하는 이유가 바로 여기에 있다. 의학은 응용학문으로 창의력을 잠식하는 학문이다. 물론 의학연구와 함께 학습이 된다면 보다 창의력이 요구되겠지만, 현재의 의학교육 흐름은 외우기식 교육 방식이 많다. 그러나 최근 의사시험의 경향은 임상표현(Clinical Presentation)을 바탕으로 출제되고 있다. 이런 시험 경향의 변화로 인해 단순한 암기식 학습을 통해서는 좋은 결과를 기대할 수 없게 되었다. 따라서 나는 의예과 시절에 창의력을 높이는 데 필요한 것들을 스스로 찾아서 해 보기를 권하는 것이다. 그중 하나가 바로 천장이 높은 건물에 거하는 것이다.

천장이 낮고, 공간이 좁은 술집이나 노래방보다는 공간도 넓고 천장도 높은 도서관이나 박물관과 같은 곳에 자주 들러 사색하는 시간을 갖기를 바라는 것이다.

070
유서를 써 보라

내가 의예과에 다닐 때 속한 동아리는 의예과 남학생들과 일반학과 여학생들로 구성되어 있었다. 동아리 회원들은 거의 매일 정해진 장소(우리는 그곳을 '동산'이라고 불렀다)에 모여 식사도 같이 하고, 함께 노래도 하고, 때론 독서토론도 했다. 당시에 학생들은 대부분 도시락을 싸 가지고 다녔다.

회원이 30여 명밖에 되지 않는 동아리였지만 몇 개 분과로 다시 세분하였고, 각 분과에서는 매달 한 번씩 자신들이 준비한 월례모임을 주관했다. 이를테면, 운동부는 탁구대회를 개최하기도 하고, 독서부는 독서토론을 주관했다. 한번은 종교부에서 준비한 월례모임이 있는 날이었다. 당시 영문과에 다니던 종교부장(지금은 어느 신학대학의 교수로 재직 중) 여학생은 책상을 강의실 가운데 원 모양으로 둥그렇게 배열하였다. 그리고 모든 책상 위에 준비해 온 촛불을 켜도록 하였다. 그전까지 종교부에서는 주로 교회의 목사나 전도사를 초청하여 설교를 듣거나 성경공부를 하곤 했는데, 그날만큼은 종교부장이 직접 모임을 이끌었다.

그리고 모든 회원들에게 자신이 지금껏 살아오면서 후회스럽고 지우고 싶은 기억들을 떠올려 보라고 했다. 그리고 종이와 연필을 나누어 주고 종이에 "내가 지금 죽는다고 가정하고 유서를 써 보라." 고 했다. 처음엔 킥킥대며 웃던 일부 회원들도 이내 엄숙한 분위기에서 유서를 쓰기 시작했다. 옆에 있는 친구들이 쓰는 내용에는 관심을 가질 틈이 없었다. 다들 열심히 A4용지를 빼곡히 채워 갔다.

대부분의 회원이 유서를 작성했다. 그리고 촛불에 비친 자신의 유서를 다시금 읽게 했다. 자신이 쓴 유서였지만 읽고 또 읽었다. 그리고 원형으로 배열된 강의실 가운데에 촛불을 하나 세우고 한 명씩 돌아가면서 거기에 자신의 유서를 태웠다. 촛불에 타들어 가는 자신의 유서를 바라보면서 인생을 다시금 재조명해 보는 시간이었다.

이 경험은 지금까지 내 삶에 많은 영향을 주고 있다. 과연 내가 죽음 앞에 섰을 때, 나는 내 스스로에게 어떤 말을 던질 것인가? 죽음 앞에 섰을 때 나는 무슨 말을 이 땅에 남길 것인가? 하는 본질적 질문을 던져 보았고, 그 경험은 지금도 내 삶을 자주 되돌아보게 하는 잊히지 않는 경험이었다. 당시 함께 유서를 쓴 남학생들은 지금 의사로서 잘 살아가고 있다. 일반학과에 다니던 여학생들은 어찌 살고 있는지 알 수 없지만, 아마도 다들 잘살고 있지 않을까?

나는 의예과생들이 의예과를 마칠 무렵에 유서를 한번쯤 써 보길 권한다. 다른 사람들에게 보여 줄 내용이 아니다. 내 스스로 죽음 앞에 섰을 때 남길 이야기를 적어 보는 것이다. 인생을 그리 오래 살지는 않았다고 할지라도 유서를 작성해 보는 경험은 앞으로의 삶에 지대한 영향을 끼칠 것으로 생각된다.

071
꼰대 선배를 따르라

간혹 학생들 중에 "그 선배는 너무 깐깐해!"라고 푸념하는 경우를 본다. 꼭 부정적 의미는 아니지만 원리원칙대로 하는 융통성 없는 선배에 대한 푸념이다. 그런데 살다 보니 이런 선배들의 삶의 모습이 내게 매우 긍정적으로 다가오는 것을 느낀다. 나에게도 이런 선배들이 많이 있었다.

'꼰대'라는 말이 있다. 꼰대란, 은어로 '늙은이'를 이르거나, 학생들 사이에서는 은어로 '선생님'을 지칭할 때 사용한다. 따라서 부정적 의미가 강하다. 학생 시절에 선배들 중 꼰대가 있었다. 당시에 많은 후배들은 이런 꼰대 선배를 피하곤 했다. 그들의 말이 잔소리로 여겨질 때가 많았기 때문이다. 그런데 살다 보니 그 잔소리가 삶 속에서 나를 더욱 정직하게 만드는 힘이 있는 것이다. 왜냐하면, 그들의 말 속에는 꼼수나 거짓이 없기 때문이다.

우리 사회에서는 조금은 답답하고 깐깐하게 느껴질 수 있는 사람들이 주변 사람들로부터 외면을 받기도 한다. 융통성이 없어 보이기 때문이다. 그러나 그들의 삶을 좀 더 들여다보면 그들이 사회적 규범과 원칙을 지키며 살아가고 있는 것을 보게 된다.

경제적 성장을 이룬 우리나라에서는 아직도 원칙을 지키지 않는 요소들이 너무 많다. 이런 사회에서 스스로 원칙을 지키는 삶을 살아가는 사람들이 우리 사회를 지탱하는 큰 힘이 되는 것이다. 융통성을 발휘한다면서 원칙을 지키지 않는 사람보다, 좀 깐깐하게 보이지만 원칙을 지키며 살아가는 사람들에게서 우리는 더 많은 것들을 배울 수 있다.

꼰대 선배를 외면하지 말고 따르기를 권한다.

072
의사가 무슨 연구냐고?

일반적으로 '연구'라고 하면 실험실에서 가운을 입고 뭔가 집중해서 실험을 하는 것을 떠올린다. 특히 의사들의 연구라고 하면 사람 대신 토끼나 쥐를 가지고 실험실에서 이런 저런 실험을 하는 것을 생각하게 된다.

연구의 사전적 의미는 "어떤 일이나 사물에 대하여서 깊이 있게 조사하고 생각하여 진리를 따져 보는 일."이다. 의학을 접하는 의사에게 '깊이 있게 조사하고 생각하여 진리를 따져야 하는 일들'이 얼마나 많겠는가? 그런 위치에 있는 의사들에게 연구는 늘 가까이 있어야 하는 것이다. 같은 질환을 가진 환자들이 모두 교과서적으로 보이는가? 결코 그렇지 않다. 따라서 최상의 응용학문이라고 하는 의학 분야에도 수많은 연구가 필요하다. 실제로 수많은 연구가 이루어지고 있지만, 의학을 공부하는 학생들에게 연구란 딴세상의 이야기처럼 들린다. 왜냐하면 주어진 공부를 하기에도 벅차기 때문이다.

의과대학을 의전원으로 바꾸면서 내세웠던 것 중 하나가 자연과학 등 다양한 배경을 가진 기초의학자들이 나오리라는 기대였다(나는 개인적으로 기대하지 않았다). 의전원 체제에서 과연 기초의과학자가 몇 명이나 나왔을까? 그런데 이 문제는 내 개인적으로 별로 중요하지 않다. 왜냐하면 의학연구라는 것이 기초의학 연구만 있는 것이 아니다. 임상의학 연구도 중요하다.

단순히 의전원 졸업생이 기초의학을 선택하지 않았다고 해서 의학연구자가 나오지 않았다고 판단하는 것은 잘못이다. 그들이 임상의학을 하면서 얼마든지 임상의학 연구를 할 수 있기 때문이다. 물론 나이가 많은 의전원 졸업생들이 자연스럽게 임상의로서의 길을 가는 경향이 많지만, 그래도 시간이 흐른 뒤에 각 분야의 임상에서 의학연구를 하게 될지는 아직 아무도 알 수 없다.

다만 의전원에 들어온 대부분의 학생들이 학부 과정을 거치면서 '연구'에 대하여 별로 고민도, 경험도 없다는 점이 우려스럽다. 의과대학도 마찬가지가 아닐까? 의예과 과정에서 '연구'라는 말 자체가 생소한 환경에서 학생들이 학점을 따는 기계로 전락하고 만 현실은 안타까울 뿐이다. 학생 스스로 어떤 현상에 대하여 고민하고, 그것을 연구로 이끌 수 있는 환경이 아니다. 어찌 보면, 그런 고민을 하지 않아도 대학에 들어올 수 있는 우리나라 환경이 큰 영향을 주었을 것이다. 물론 대학의 잘못이 크다고 나는 생각한다. 학생들이 연구라는 것에 대하여 쉽게 접근할 수 있는 기회가 많지 않기 때문이다. 최근 이런 문제를 극복하기 위해 많은 의과대학들이 노력 중에 있다.

의과대학에도 간혹 논문을 쓰는 학생들이 있다. 단순히 논문을 써 봤느냐? 그렇지 않으냐?가 중요한 것은 아니다. 어떤 현상을 보고 그것을 분석해서 결론을 얻는 연구과정을 학생이 직접 할 수 있었다는 점을 높이 평가하는 것이다. 그것은 능력의 문제가 아니라 의학을 대하는 태도의 문제인 것이다. 자신이 관심을 가진 것에 대하여 좀 더 체계적으로 논문을 찾고 읽고 배우는 자세가 의예과 시절부터 필요하다고 본다. 그것이 곧 능력으로 나타날 것이기 때문이다. 과제로 읽어야 하는 논문 읽기는 그저 귀찮은 일이다. 스스로 어떤 현상에 대해 더 깊게 알아보기 위해, 관련 논문을 찾고 읽어서 새로운 과학적 근거를 찾는 일은 앞으로 의사로 살아가는 데 있어서 좋은 밑천이 되는 일이다.

혹시 이 글을 읽고 있는 의예과생이나 의과대학생이 있다면, 이렇게 질문을 하고 싶다. "최근에 읽은 논문은?"

073
흡연은 살인이다

제목을 공격적으로 붙여 보았다. 그게 사실이기 때문이다. 술과 담배에 대하여 사회적 관용은 한계에 다다랐다. 술은 이미 수많은 범죄와 관련되어 있어 사회적 문제가 되었다. 흡연에 대해서도 사회적 분위기는 우호적이지 않다. 흡연 자체가 직접흡연자나 간접흡연자 모두에게 악영향을 미치고 있기 때문이다. 최근 금연지역의 설정 등 흡연에 대하여 좀 더 완고해졌으나, 여전히 많은 사람들은 간접적으로 흡연을 하게 된다.

고등학교에 다닐 때까지 모범생이었던 의예과생들은 어느 순간 술과 담배를 접하게 된다. 술은 주로 동아리나 동문 모임을 통해 접한다. 담배도 선배나 친구들을 통해 배우게 된다. 최근 의전원생들을 직접 인터뷰한 내용을 보면 의전원생들에게도 술은 성적 다음으로 자신의 삶을 힘들게 하는 문제로 파악되었다.

의예과에 들어온 학생들의 음주와 흡연 문제를 우리가 좀 더 강하게 말하지 않으면 안 될 상황이다. 이것은 기호의 문제가 아닌 사회문제이기 때문이다. 술은 절제되지 않으면 모든 사건의 배경이 된다. 의사들이 저지르는 수많은 범죄의 중심에 술이 있다(비단 의사뿐만 아니라 우리 사회의 전반적인 부분에서 그렇다).

또한, 흡연은 의사가 절대로 하지 말아야 할 일이다. 흡연이 우리의 건강에 미치는 영향은 대단하다. 니코틴은 강한 중독성을 갖는 마약이다. 마약인 담배가 사회적으로 용인되는 것은 아무리 생각해도 이해가 되지 않는다. 요즈음 길거리에서 담배를 피우기 힘들어지자 골목 입구에서 담배를 피우고 꽁초를 버리고 침을 뱉는 수많은 흡연자들을 보게 된다.

특히, 의사는 환자에게 해로운 것들을 피하라고 조언하는 위치에 있다. 그런 의사의 입에서 담배 냄새가 풍긴다면 조언을 할 수 있는 사회적 위치에 서지 못하게 된다. 사회적 권위를 상실하게 된다. 또한 자신의 건강에도 해롭다.

의대생들의 경우 아무 생각 없이 선배나 동료의 권유로 시작한 흡연에 중독이 되어 끊지 못하는 경우가 대부분이다. 왜 담배를 피우는지도 모른 채 그저 중독된 환자처럼 담배를 피워 댄다.

담배는 엄연한 마약이다. 마약을 하는 것은 범죄행위다.

074
너의 천재성을 소멸하지 마라

입시지옥이라는 관문을 통해 의예과에 들어온 학생들의 육체가 지쳐 있는 경우를 많이 본다. 따라서 그들은 모든 것을 제쳐놓고 잠을 자거나 게임에 몰두하기도 한다. 잠이 보약인 것은 확실하다. 게임도 자신의 피로를 푸는 데 좋은 도구가 될 수도 있다.

그럼에도 불구하고 입시가 끝나고 이미 대학이 결정된 의예과생들에게 부탁하고 싶은 말이 있다. 그것은 여러분이 갖고 있는 천재성(의예과생을 천재라고 생각하진 않는다. 다만, 각자 가진 천재성을 의미하는 것이다)을 재발견하고 그것을 발전시키는 시간으로 삼으라는 것이다.

공부를 또 하라고?라며 놀라 질문을 할 수 있다. 그런 뜻은 아니다. 때에 따라서는 자신이 관심 있던 분야의 학문을 할 수도 있고, 대학의 연구실을 찾아 좀 더 깊이 알아볼 수도 있고, 또는 책을 통해 수많은 것들을 얻을 수도 있다. 내가 하고 싶은 말은 그것들 속에서 자신이 갖고 있는 천재성을 발견하는 시간을 가지라는 뜻이다.

자신이 잘할 수 있는 것, 자신이 좀 더 공부해 보고 싶은 것들에 대하여 좀 더 구체적으로 접근해 보라는 뜻이다. 주어진 짧은 시간에 많은 것을 얻을 수는 없지만, 일단 자신을 보게 되는 동기가 될 수도 있고, 자신을 발견하는 시간이 될 수도 있기 때문이다.

특히 과학이나 수학에 관심이 있는 학생이라면 그 분야에 대해 더 깊이 공부할 수 있으면 좋을 듯하다. 공학 쪽에 관심이 있는 경우도 마찬가지다. 자신이 의예과를 지원했지만, 혹시 다른 자연과학 쪽에 관심이 있는 경우라면 더더욱 그런 분야에 더 접근해 볼 필요가 있다. 이것은 나중에 전공과를 선택할 때에도 매우 중요할 뿐 아니라, 훨씬 더 풍성한 의학을 접할 수 있는 계기가 될 것이다.

대학입시가 끝나고 의예과 입학까지의 시간을 잘 활용하는 것은 앞으로 6년간의 의대생활뿐만 아니라, 의사로서 살아가는 데 필요한 좋은 밑거름이 될 것이라 확신한다.

075
예술성을 회복하라

내가 의대에 다닐 때 이런 말을 한 친구가 있었다. "나는 딱딱한 의학을 공부하는 의사가 될 테니깐, 장차 음악을 하는 예술인을 만나 결혼하겠다."라고 말이다. 운명의 장난이었던지, 그 친구는 정말 음악을 전공하는 여자를 만나 결혼했다.

그러나 나는 의대생인 자신이 갖고 있는 예술성을 회복하라고 말하고 싶다. 의예과에 들어온 학생들은 어려서부터 악기 하나는 배워 왔다. 꾸준하게 한 학생도 있고, 어려서만 하고 공부하느라 악기를 내던진 경우도 있다. 어떤 경우든지 간에 다시 한번 악기를 들기를 권한다.

악기를 잘 연주하라는 뜻이 아니다. 물론 프로 못지 않은 연주 실력을 자랑하는 의대생도 많다. 그러나 나는 그냥 자신이 즐길 수 있는 음악이었으면 하는 것이다. 어설퍼 보이는 연주라도 내가 누릴 수 있는 음악이라면 좋겠다. 누군가에게 보여 주거나 들려주기 위한 음악이 아니라, 자신 속에 감추어진 예술성을 극대화할 수 있는 연주면 충분하지 않을까?

076
여행을 떠나라

사람들은 왜 여행을 떠나는 것일까? 그들이 정의하는 여행이란 무엇일까? 그런 질문은 내 자신에게도 던져 보곤 한다. 아마도 이 질문에는 백이면 백 가지의 대답을 들을 수 있을지도 모른다.

여행을 가기 위해 과외를 열심히 한다는 의예과생에게 나는 예외 없이 질문을 던진다. "왜 여행을 가려고 하지?"라고 말이다. 내가 정답을 알려주려고 물어보는 것은 아니다. 대답은 각자의 몫이다. 그의 몫으로 남겨 두는 것이다.

그러나 "여행을 떠나라."라고 말을 하곤 한다. 요즈음은 학생들도 쉽게 해외여행을 떠난다. 그러나 내가 말하는 여행이란 굳이 해외여행을 뜻하는 것은 아니다. 해외든 국내든 상관이 없다. 여행을 떠나는 것 자체가 중요하다고 본다.

때론 혼자서, 때론 친구들과 여행을 떠날 수 있겠지만 어떤 여행이든지 여행에서는 얻는 것이 있어야 한다. 나는 어떤 형태의 여행이든지 여행을 통해서 얻어야 할 것 중 첫째가 '자신을 발견하는 것'이라고 생각한다. 여행 중 자신의 눈을 통해 들어오는 수많은 정보들은 결국 내 자신을 보게 하는 능력으로 나타나야 한다.

또한 내 삶을 고찰하고 내 삶 속에서 아름다운 것들을 찾아내며 느낄 수 있어야 한다. 내 삶을 보게 되면 이제 주변의 삶의 모습들이 내게 들어온다. 그 중심에는 '사람들'이 있다. 동시대에 함께 이 땅을 살아가는 사람들의 모습 속에서 아름다움을 찾고, 그 모습을 통해 자아를 발견하고, 나아가 자신의 정체성을 찾는 과정이 여행이 아닐까 한다.

이처럼 여행을 통해 자신과 세상을 바라볼 수 있는 눈과 마음을 가진다는 것은 내 삶을 더욱 값지게 만들어 가는 동기가 되며, 새 힘을 얻는 시간이 될 것이다. 여행을 떠나는 것만으로도 우리는 많은 것을 얻을 수 있다.

여기에 더해 더 값진 여행이 되기 위해서는 꼭 '여행기'를 작성하라고 권한다. 여행기는 더 많은 것을 기억하고 되새기는 것 외에도 자신의 생각을 더 깊게, 더 넓게 펼칠 수 있는 기회도 제공해 준다. 타인에게 보여 줄 목적으로 여행기를 쓰는 것보다, 자신이 다시 읽어 볼 그런 여행기를 작성해 보길 권한다.

077
과외를 하지 마라

의예과생들과 면담을 하다 보면 '과외' 이야기가 많이 나온다. 실제로 우리 아파트의 광고판에서 간혹 의예과생이 과외를 구하는 광고를 보곤 한다. 그러나 나는 의예과생에게 "과외를 하지 마라."라고 말한다. 물론, 가정 형편상 과외를 해야 하는 경우가 있다.

나의 두 아들도 과외를 했다. 한 녀석은 상당 기간 지속하였고, 한 녀석은 두 달 만에 그만두었다. 그만둔 이유는 가르치는 학생이 수학 문제를 잘 이해하지 못하기 때문이라고 말했다. 나는 과외를 빨리 그만둔 아들에게 "잘했다."라고 했다. 이제 그 이야기를 조금 해 보려고 한다.

한 녀석은 과외를 오랫동안 하면서 집에서 보내 주는 용돈 이외의 수입이 들어오기 시작하자, 방탕(?)한 생활을 했다. 술도 많이 마시게 되고, 친구들도 많이 만나게 되었다. 당연히 노는 시간이 늘어나고 학교생활이 무너질 수밖에 없었다. 일단 씀씀이가 커지자 과외를 그만둘 수 없었다. 돈 버느라 시간이 없고, 돈 쓰느라 시간이 없어지게 된 것이다. 결국 양쪽에서 모두 시간을 빼앗아 간 것이다. 당연히 학교생활이 온전할 수 없게 되었다.

또 한 녀석은 과외를 두 달 하고 그만두었기 때문에 시간이 많이 남았다. 의예과 동안 읽은 책이 150여 권이다. 단순히 책을 읽는 것이 아니고 책을 계획적으로 읽었다. 독서에 대한 계획이 디자인되고, 독서의 목표와 목적이 뚜렷해졌다. 만일에 과외를 계속했다면 불가능한 일이었다.

불가피하게 과외를 해야 한다면 해야겠지만, 그렇지 않다면 과감하게 과외를 하지 말고 그 시간에 더 유익한 일들을 했으면 하는 바람이다. 실제로 그렇게 과외를 통해서 번 돈으로 무엇을 하는지를 살펴본다면 답은 쉽게 보인다. 과외 때문에 잃어버린 시간은 그 누구도 돌려줄 수 없다. 다시 되돌아오지 않을 시간을 돈 때문에 잃어버리는 것은 참으로 어리석은 일이다.

078

SNS를 버려라

요즈음 우리 사회에선 SNS(Social Network Service)가 대세이다. 페이스북과 카카오톡, 카카오스토리, 트위터 등 우리 주위에서 쉽게 접할 수 있는 SNS는 세상과의 소통이라는 명목하에 널리 사용되고 있다. 단순한 폐해로는 악성 댓글이나 신상털기, 그리고 마녀사냥이나 왕따 문제 등이 발생한다.

나는 이런 문제 외에 '중독성'을 이야기하고 싶다. SNS에서 활동하는 현대인들을 보고 있노라면 '노출증'과 '관음증' 사이에 놓여 있다는 어떤 위기의식을 느끼곤 한다. SNS를 이용하는 사람들에겐 이 병적인 두 상태인 노출증과 관음증 사이에서의 '균형'이 매우 중요하다. 어차피 온라인상에서의 삶의 나눔은 이 두 가지 위험요소를 안고 있다. 서로 얼굴을 쳐다보지 않는 상태의 온라인상이라 더욱 그렇다. 또한, 불특정다수(아무리 친구를 이루었다고 할지라도)에게 동시에 노출될 수 있는 위험을 안고 있다. 또한 마음만 먹으면 타인의 글과 사진에도 접근할 수 있다.

간혹 이런 중독증에 빠져서 의미없이 스마트폰을 쳐다보는 경우를 보게 된다. 또한 시도 때도 없이 스마트폰의 화면을 열어 본다.

별 의미 없는 글도 읽게 된다. 그러나 정작 자신의 본질을 깨닫지 못한다. 자신이 해야 할 일들을 잊고 살게 된다. 남의 삶을 들여다보는 데 집중하는 경우에는 더욱 그렇다.

자신의 삶을 나누겠다고 하는 경우는 어떠한가? 노출증으로밖에 볼 수 없는 경우들이 생긴다. 자신의 삶을 적나라하게 드러내 놓는 것은 그나마 다행이다. 자신의 글을 보는 사람들을 의식한 나머지 노출된 글이 왜곡된다는 점이다. 축소와 확대, 왜곡을 통하여 글의 내용들이 감추어진다. 그렇게 자신의 삶을 왜곡하는 일이 반복되면 자신 스스로를 속이는 일이 벌어진다. 불행한 인생이 시작되는 셈이다.

자기 자신을 성찰하고 자신을 발견해야 할 시간에 자신을 포장해서 남들에게 보여 주는 경우가 생긴다는 말이다. 자신을 둘러봐야 할 시간에 남들의 삶을 들여다보는 것에 시간과 에너지를 사용하는 일은 아까운 의예과 2년의 세월을 낭비하는 일이다.

079
세상을 바꾸려 하지 마라

톨스토이는 "모든 사람들은 세상을 바꾸려고 하지만, 어느 누구도 자신을 바꿀 생각은 하지 않는다."라고 말했다. 우리는 세상을 바라보며 비판적 시각을 가지고, 변해야 하는 부분에 대해 비판할 수 있다. 또 그것을 변화시키기 위하여 사회운동에 직접 참여할 수도 있다. 그럼에도 불구하고 나는 톨스토이의 이 말을 되새기라고 말하고 싶다.

세상을 이루는 것은 각 개인이다. 그 개인이 변하지 않는 이상 세상은 절대로 변할 수 없다. 의예과 과정에서 우리는 스스로 자신을 볼 수 있는 통찰력과 자신을 변화시키고자 하는 노력이 함께 있어야 한다.

형이상학자이자 강연자인 네빌 고더드(Neville Goddard, 1905-1972년)는 『믿음으로 걸어라』라는 책에서 "세상을 바꾸려 하지 말라. 그것은 단지 거울일 뿐이니. 세상을 강제로 바꾸려는 인간의 투쟁은, 나의 모습이 마음에 들지 않는다고 거울을 깨버리는 것처럼 무익한 짓이다. 거울은 그대로 두고, 그대의 모습을 바꾸라. 세상을 그대로 두고, 그대 자아에 대한 관념을 바꾸라."라고 말한다.

의예과생인 학생들은 이제 갓 사회로 진출한 새내기들이다. 그만큼 세상에 물들지 않은 깨끗한 정화수 같은 상태이다. 그들의 눈에는 세상이 때로는 모순 덩어리로, 때로는 불의의 모습으로, 때로는 불완전한 곳으로 보일 수 있다. 그들의 맑은 영혼으로 볼 때 세상이 그렇게 보이는 것은 당연하다. 그럼에도 불구하고 우리는 세상을 바꾸려 하기보다는 자신을 성찰하고 자신 속에 세상의 모습(자신이 불의하다고 판단했던 모습)이 있는지를 발견하고, 스스로 자신을 변화시키는 노력이 필요하다.

자신이 기성세대가 되었을 때, 세상을 변화시킬 힘을 가졌을 때, 비로소 세상을 바꾸어 가는 그런 사회적 리더로 성장해 가야 한다는 것이다. 의사는 사회적으로 지식층이요, 리더 그룹에 속한다. 따라서 자신을 더욱 성찰하고 가꾸는 데 시간들을 써야 한다. 그 시작을 의예과 시절부터 시작하자는 것이다.

080
교수에게 던질 질문을 준비하라

의예과 학생들뿐만 아니라 본과생들도 질문을 하는 것이 익숙하지 않다. 의전원 학생들은 의외로 질문을 잘하곤 한다. 수업이 끝난 후 몇몇 학생이 줄을 서서 질문할 차례를 기다리기도 한다. 이전에 의과대학 시절에는 질문을 하는 학생이 거의 없었다.

의예과로 되돌아가는 이 시점에 필자는 다시 한번 그 황량함(?)의 기억을 떠올린다. 왜 학생들이 질문을 하지 않을까? 수업시간에 질문을 하는 것은 수업의 맥을 끊을 수 있고, 수업이 종료되는 시점에 질문을 하는 것은 다른 학생들의 쉬는 시간을 빼앗기 때문에 조금은 눈치를 볼 수 있다. 그러나 수업 후 쉬는 시간을 통해 질문을 하는 일은 교수의 입장에서도 매우 고무적인 일이다.

일단 강의를 열심히 들어 주었다는 반증이기도 하고, 또 학생들이 잘못 이해한 부분을 통해 강의 내용에 대한 피드백이 되기 때문에 매우 기쁜 일이 아닐 수 없다. 질문을 던질 준비를 하라고 요구하는 데는 몇 가지 이유가 있다.

첫째로, 앞서 이야기한 대로 강의에 대한 집중을 보여 주는 결과이다. 모든 학생이 100% 이해할 수 없고, 또한 강의 내용만으로 전부를 이해할 수는 없기 때문이다. 분명히 정확하게 이해되지 않는 부분이 있기 마련이다. 머리가 좋은 의대생들은 그것마저도 암기력을 통해 극복(?)해 버리는 습관을 갖고 있다. 이해는 다 못하였지만 모든 것을 암기해 버린다. 결코 좋은 학습자라고 보기 힘들다.

둘째로, 때론 강의안의 오타나 탈자, 그리고 교수자의 잘못된 설명(교수자의 의도와는 달리)이 있을 수도 있다. 학생들의 질문은 이런 부분을 수정할 수 있는 기회를 준다. 만일에 교수가 무의식적으로 반대로 설명했다 하더라도 질문을 통해 그 부분을 찾아낼 수 있기 때문에 아무 생각 없이 받아들인 학생들에게 제대로 알려 줄 수 있는 기회를 얻게 된다.

요즈음 의과대학에서는 '형성평가'라는 용어가 수업에 등장한다. 이를테면 퀴즈 같은 것이다. 학생들이 수업을 통해 지식을 얼마나 습득했는지에 대한 평가이다. 가벼운 질문을 던지고 학생들이 어느 정도 학습했는지에 대해 평가하는 것을 형성평가라고 한다. 가장 손쉬운 방법이 퀴즈이다. 최근 강의실에는 이런 퀴즈를 내고 답하고, 바로 그 결과를 보여 줄 수 있는 시스템을 갖춘 대학들이 많다. 이런 형성평가는 의과대학 인증평가에서도 요구되는 항목이다. 이런 형성평가를 요구하는 이유는 바로 형성평가를 통해 학습태도와 학습효과가 개선되기 때문이다.

의예과 학생들도 의예과 시절부터 전 영역에 걸쳐 학습하는 동안 질문을 자주 하는 습관을 길러낼 필요가 있다. 궁금한 것이 있어도 그저 참고 넘겨 버리는 습관은 결코 미덕일 수 없다. 더 깊은 학문의 세계로 가는 길을 처음부터 포기하는 것이 된다.

081
스스로 하지 않으면 소용이 없다

아무리 좋은 제도, 좋은 커리큘럼, 훌륭한 교수진이라도 이런 것들이 좋은 결과를 가져다 주진 않는다. 결국은 의예과생 스스로 학문에 대한 열정과 노력이 있어야만 한다.

왜 의예과 과정이 필요한지, 이 시기에 무엇을 해야 하는지, 어떻게 해야 하는지에 대한 해답을 스스로 찾지 못하고 타인에 의해 강제적으로 이루어진다면 진정한 학문을 할 수가 없다.

내게 필요한 지적 요소들은 무엇인가에 대한 확실한 자기철학이 있어야 한다. 그리고 좋은 의사가 되어 가는 과정에서, 첫 발걸음의 과정에서 자신에게 필요한 역량을 스스로 점검하고 역량을 갖추기 위해 스스로 해답을 찾아갈 수 있는 능력이 있어야 한다.

좀 더 냉정하게 이야기하자면, 그런 능력이 없는 학생들이 의예과에서 교육을 받아서는 안 된다. 수능점수가 몇 점 더 높다고 그 자리를 차지하고 있으면 안 된다. 수능점수 몇 점 덜 맞은 학생 중 스스로 학습하며 스스로의 길을 개척해 갈 수 있는 학생이 있다면, 그 학생이 그 자리에 있어야 한다.

의예과 과정에서 고3처럼 공부하라는 것이 아니다(물론 필요에 따라서는 그런 학습도 필요한 경우가 있다). 또한 스스로 인성에 대한 점검과 좋은 인성을 갖기 위한 노력을 할 수 있어야 한다. 좋은 친구도 만나고, 좋은 선배 · 후배들을 만날 수 있는 인생의 귀한 시간이 바로 의예과 과정이기 때문에, 그런 부분 또한 중요하게 생각해야 한다. 이런 모든 것들을 스스로 얻어 낼 수 있어야 한다.

082
안정된 직업이 의사라고?

학생들에게 잘 던지는 질문이 있다. “왜 의대 왔어?”라고 말이다. 불쑥 던진 나의 질문에 당황한 학생들은 머뭇거리며 정답(?)을 찾기 위해 눈동자를 이리저리 돌린다. “정답(?)을 말하지 말고, 너의 생각을 말해 봐!”라며 그를 다그친다.

수많은 답변들을 들어 왔지만, 학생들로부터는 “안정된 직업이니까요.”라는 답변을 아직까지 듣지 못했다. 그런데 재미있는 사실 하나는, 의대 밖에서 사람들에게 “왜 의대를 선호할까요?”라고 질문하면 많은 사람들이 ‘안정된 직업’이라고 답한다는 것이다. 과연 사람들이 생각하는 그런 안정된 직업일까?라는 질문을 내 스스로에게 던져 보곤 한다. 나의 대답은 Yes도 No도 아니다.

다만, 내가 만난 수많은 학생들은 의대에 온 목적이 분명한 경우가 참으로 많이 있다. 물론 자신은 어떤 특별한 목적 없이 오기도 하고, 그냥 어렸을 때부터 꿈이 의사였기 때문이기도 하다. 그럼에도 불구하고 자기 미래에 대한 분명한 비전(물론 그 비전이 수정되기도 하고 변질되기도 한다)을 가지고 입학을 하는 경우도 많다.

경제적으로 사회적으로 안정된 직업보다 자신의 삶의 가치를 생각하는 학생들이 많다는 사실에 감사하곤 한다. 그런 학생들은 나중에 의사가 되어서도 참으로 유익한 삶을 살아가는 것을 보게 된다. 가르치는 교수로서 매우 흐뭇하고 자랑스러운 경우가 많다. 꼭 그들이 해외에 나가서 봉사를 한다는 뜻이 아니다. 각자의 위치에서 남들이 걷지 않는 길을 걸으며, 자신만의 삶의 방향과 목적을 향해 나아가는 의사들이 많다는 뜻이다.

그런 학생들의 공통된 특징은 본과뿐만 아니라 의예과 과정도 결코 소홀히 여기지 않는다는 것이다. 자신의 삶의 방향과 목적이 안정된 직업이라는 타이틀보다 더 중요하기 때문이다. 삶의 가치가 다르다는 의미이다. 그들은 의예과 시절부터 삶의 목적과 방향이 분명하고, 또 그 가치를 위해 하나씩 준비하는 삶을 살아가는 모습을 보여 준다.

사회적으로 의사라는 직업은 갈수록 안정적이지 못하다. 사회적 압력도 커지고, 의사로서 살아가는 데 제약도 많아지고 있다. 단순히 안정된 직업을 구하기 위해 의과대학에 온다면 크게 실망할 수도 있다. 의대 입학은 삶의 가치를 우선하는 선택이어야 한다는 뜻이다.

083

자발적 가난을 꿈꾸라

풍요로운 것이 좋은 것이라고 은연 중 훈련되어 온 현대인들에게 갑자기 '가난'이라는 소재를 끄집어낸다. 그것도 '자발적 가난'을 말이다. 누군가 이야기했다. 행복의 척도는 필요한 것들을 얼마나 많이 갖고 있느냐가 아니고, 불필요한 것으로부터 내가 얼마나 자유로운가?라는 문제라고 말이다. 현대인들은 물질적으로 많은 것을 가졌지만 결코 행복하지 못하다. 자신보다 더 많이 가진 사람들이 주변에 많이 존재하기 때문이다. 자신의 행복이 절대적 소유에 있지 않고 상대적 소유에 있기 때문이다.

이런 불행은 현대인의 고질적인 병이기도 하다. 공부 잘하는 학생들이 의대로 모이는 이유 중 하나가 다른 직업군에 비해 돈을 많이 번다는 이유도 있다. 그게 사실이기도 하지만 꼭 그렇지도 않다.

나는 의예과생들에게 자신이 가진 것을 나누는 행복을 누렸으면 하는 바람에서 이 글을 쓰게 되었다. 부모님으로부터 용돈을 타서 쓰는 의예과생들에게 무슨 나눔이냐고 항변할지도 모른다. 그러나 분명한 것은 자신의 작은 것을 나누지 못한다면, 자신이 많은 것을 가졌을 때에도 나누지 못하게 된다는 것이다.

주위를 둘러보라. 부자들과 일반인들 중 누가 더 기부를 잘하는지 살펴보라. 물론 부자들도 기부를 한다. 그러나 자신이 가진 것에 비하면 그저 생색내기가 많다.

"기부도 훈련이다."라는 말을 자주 하곤 한다. 실제로 그렇다. 기부도 스스로 훈련이 되어 있지 않으면 나중에도 할 수 없다. 나는 의예과 때부터 기부하는 습관을 갖기를 소망한다. 액수의 많고 적음을 떠나 자신이 할 수 있는 한 최선을 다해 기부를 한다면, 행복해하는 자신을 발견하게 될 것이다.

나는 여러분들이 행복해지길 바란다.

084

절대적 평가 방식의 의과대학

의대생들이 생각하는 가장 심각한 문제는 '성적'이다. 특히, 좋은 성적을 받아야 좋은 과를 선택할 수 있다는 생각 때문인지 성적에 매우 민감하다. 물론 교수인 내 입장에서는 성적보다는 실력이 더 중요하다고 항상 생각하지만 학생들은 결코 그렇지 않다. "좋은 성적은 곧 내가 하고 싶은 과를 선택할 수 있는 무기" 정도로 생각하는 듯하다.

대학생들의 성적을 표현하는 방식에는 몇 가지가 있다. 일반적으로 하는 상대평가 제도인 점수제와 평점제(A, B, C, D, F), 그리고 절대평가 제도인 Pass or Fail 방식 등이다. 의과대학은 전통적으로 점수제를 하고 있고, 최근에 많은 대학들이 평점제로 바꾸고 있다. 우리 대학의 경우엔 많은 교수들이 평점제 도입을 반대하였다. 물론 현재 우리 사회의 정서를 반영한다면, 내 자신도 평점제를 반대한다.

아무튼 연세의대가 얼마전에 성적을 Pass or non-Pass(Fail이라는 표현보다는 훨씬 더 좋다)로 하겠다고 발표했다. 내 개인적으로는 알고 있는 내용이었는데, 내 생각보다 훨씬 빠르게 발표하였고 적용하고 있다.

다른 대학들의 반응은 어떨까? 아마도 기대감보다는 우려를 더 많이 하고 있을 수도 있다. 대학에 따라서는 벤치마킹을 하려고 할 수도 있다. 지금까지 연세의대는 의학교육의 선두주자라고 해도 부족함이 없는 대학이기 때문이다. 특히 인턴이나 레지던트(수련의)를 선발하는 과정에서 대학 성적이 중요한 지표로 사용되고 있는 현실에서 절대평가 방식이 적용된 학생들을 어떻게 평가할 것인가에 대한 문제가 첫 번째로 대두되고 있다. 어쩌면 이 제도의 도입을 원치 않는 대학들에게는 좋은 핑계거리가 될 수 있다.

Pass or non-Pass의 절대평가가 아직 도입 단계에 있기 때문에 많은 대학들이 연세의대의 행보를 관심 있게 지켜볼 것이다. 다만, "왜 연세의대는 이 제도를 도입하려고 하는가?"라는 배경에 대한 것을 먼저 고민해 볼 필요가 있다. 그런 검토 없이 '귀찮아서', '복잡할 것 같아서', '문제점이 나타날까 봐서', '기존의 방식이 별 문제가 없다고 생각해서' 등 여러 가지 이유로 이 제도를 도입하는 것을 꺼리거나 반대하는 대학들이 있지만, 연세의대의 교육환경(학생, 교수, 대학의 하드웨어나 소프트웨어를 총괄하는)에서 왜 이 제도의 도입을 원하는지 살펴볼 필요가 있다.

언론보도에 따르면, 연세의대가 절대평가 체제를 도입하는 가장 큰 이유는 "과도하고 의미 없는 경쟁을 극복하고 연구능력과 팀리더로서의 능력을 개발하기 위함"이다.

연세의대는 이 제도를 통해서

- 문제해결 능력과 실제 수행능력을 평가
- 대학이 설정한 목표 달성 여부를 평가
- 자기주도학습과 학생 상호간의 협동학습을 촉진
- 학생들의 잠재력, 창의력 및 다양성의 평가를 통해 모든 학생이 성취감과 자신감을 갖는 학습환경과 학습문화 구축

등을 기대하고 있다.

연세의대의 입장은 이렇다. "전국 상위 0.1%에 속하는 우수한 의대생들에게 ABCDF로 상대평가 점수를 매기는 기존 학점제도는 의미가 없다. 학생들이 학점을 따는 데 연연하기보다는 한국의 미래 및 세계 보건의료계를 이끌어 갈 수 있는 잠재적 능력을 개발하는 데 더 많은 노력이 필요하다." 연세의대의 이와 같은 발표는 말 그대로 제목만 발표한 것이다. 지금까지 하지 않았던 절대평가의 실행을 위해서는 넘어야 할 과제들이 많이 있다. 평가를 구체화하는 데 필요한 수많은 일들이 남아 있다. 겉으로 보기에 '어~ 절대평가 하는가 보네~' 정도로 치부할 성격의 일이 결코 아니다.

연세의대가 이런 평가 방법을 국내 의과대학의 선두주자로서 발표한 것이 의미가 있는 것이 아니고, 이를 제대로 운영하기 위한 수많은 과제들을 위해 학교, 교수, 학생, 직원 등 모두가 노력하고 있다는 점이 매우 본받아야 할 점이다. 즉, 연세의대는 절대평가를 하게 된 배경의 본질을 제대로 얻기 위해서 모든 구성원들이 함께 노력하고 있다.

전국에 있는 모든 의과대학이 이 제도를 적용할 수는 없다. 그러나 의학교육의 본질을 다시금 생각해 보는 기회로 삼는다면 좋을 듯하다. 연세의대에 응원을 보내는 바이다.

085
비판적 사고능력을 키워라

비판적 사고(critical thinking)는 매우 다양한 측면에서 정의할 수 있다. 따라서 우리 사회의 많은 분야에서 이 개념이 도입되고 있다. 영어 단어 'critical'이 '비판적'이란 단어로 번역되면서 다소 거부감이 있을지도 모르겠지만, 도입될 당시에 '비평적인'이란 말로 번역했다면 좀 더 좋았을 것으로 생각된다. 아무튼 아직도 비판이라는 단어 때문에 어색한 것은 사실이다.

비판적 사고는 자신의 사고에 대한 옳고 그름을 분별하기 위한 의식적인 평가 과정을 뜻한다. 즉, 어떤 사물을 관찰하여 분석이나 평가, 추리를 해야 할 때 자신의 사고 과정을 인식하고 조절하는 능력이다. 이런 사고능력은 어떤 것에 대한 판단과 해석을 하는 과정에서 보다 합리적이고, 명확하고, 정확하며, 일관성 있는 결과를 가져온다. 이런 결과를 가져오기 위해서는 자신의 사고에 대한 엄정한 근거를 제시할 수 있어야 한다.

앞으로 의학을 배우고, 의사로서 살아갈 의예과생들은 비판적 사고능력을 길러 가는 데 스스로 시간과 노력을 아끼지 않아야 한다. 왜냐하면 많은 어려운 문제들이 자신의 앞에 놓이게 될 때, 스스로 명확한 해결책을 찾을 수 있어야 하기 때문이다.

요즈음 모든 분야에서 적용되는 비판적 사고는 그 의미가 확대되어 논리적 사고, 창조적 사고, 전략적 사고 등의 의미가 포함된 포괄적인 말이 되었다. 그렇다면 의예과 과정에서 비판적 사고능력을 키우는 방법은 무엇일까?

첫째로, 근거바탕의 주장을 하는 훈련이 필요하다. 간단한 단어의 정의 하나라도 자신이 지금까지 알고 있었던 것과 별개로 사전을 찾는 훈련을 해야 한다. 어려서부터 사전을 찾는 것이 익숙하지 않은 사회에서 자란 탓에 수많은 의대생이나 의사들도 쉽사리 사전을 잘 찾지 않는다. 나는 간혹 학생들에게 이렇게 묻곤 한다. "봄의 정의가 무엇이지?"라고 말이다. 우리가 이미 알고 있다는 '봄(spring)'의 정의도 제대로 답하지 못하는 경우를 흔히 보곤 한다. 흥미로운 일이 아닐 수 없다. 또한 자기 주장에 대해 근거를 마련하기 위해서는 해당 주제에 대한 연구논문을 제시하는 훈련이 되어야 한다. 수많은 연구자들이 어떤 문제나 주제를 해결하기 위하여 노력과 수고를 통해 만든 연구논문을 활용하는 것이 근거를 제시하는 쉬운 길이다. 자신만의 주장이 아닌 다른 연구자들의 연구결과를 제시하는 것이 타인을 설득하는 데 훨씬 더 쉽기 때문이다.

둘째로, 자기성찰적 자세가 필요하다. 의대에 들어온 학생들은 스스로 똑똑하다고 생각하며, 주위에서도 그렇게 인식을 한다. 그러나 스스로 자기성찰을 등한시한다면 그 똑똑함은 바보스러움으로 변하고 만다. 어떤 문제에 부딪혔을 때 스스로 자신을 낮추고 수많은 가능성을 생각해 보는 훈련이 바로 자기성찰이다. 자신을 들여다보는 훈련은 나중에 큰 힘으로 나타나게 된다.

셋째로, 비판적 사고능력을 키우는 데 필요한 요소는 바로 '열린 마음'이다. 특히 폐쇄된 사회인 의대 사회나 의사 사회에선 더욱 그렇다. 열린 마음은 단순히 타인을 이해하고, 배려하는 수준을 벗어나, 타인의 의견이나 주장을 수용할 수 있는 자세를 말한다. 타인의 주장이 자신과 맞지 않을 수 있다. 자신과 맞지 않다고 해서 틀린 것은 아니기 때문에 그것을 수용하고, 해결책을 제시하는 훈련이 필요하다. 열린 마음도 훈련을 통해 얻어지는 선물이고 능력이다.

086
공부에서는 비겁하지 마라

나는 학생들에게 늘 "공부에서는 비겁하지 마라."고 말하곤 한다. 직접적인 의미로는 "시험에서 부정행위를 하지 마라."는 의도로 말하는 것이지만, 실제론 좀 더 포괄적인 의미를 가지고 하는 말이다. 그저 학점이나 따고, F를 받지 않기 위해서 공부하는 자세를 버리라는 뜻이다. 우리가 의학을 배우는 것은 결국 질병을 진단하고 치료하는 데 사용하는 근거가 되기 때문이다. 따라서 의학 공부는 절대로 대충 해서는 안 된다. 또한, 다른 친구보다 상대적으로 점수를 더 받았다는 데에 만족하지 말라는 뜻이다.

모든 학생이 배운 것을 100% 다 알 수는 없겠지만, 자신이 할 수 있는 최선을 다하라는 뜻이다. 최선을 다한다는 것은 비겁함을 벗어나는 길이다. 100을 할 수 있는 학생이 최선을 다하지 않아 90만 했다면, 90을 할 수 있는 학생이 최선을 다하지 않아서 80만 했다면, 그것은 단순히 90점을 맞고, 80점을 맞는 것이 아니라, 바로 비겁한 인생을 사는 결과인 것이다.

"공부에서는 비겁하지 마라."라는 말을 다른 말로 바꾸면 "정직하게 공부하라."는 뜻이다. 정직하게 공부를 한다는 것은 최선을 다한다는 뜻이기도 하다. 우리 사회가 더 건강해지려면 '정직한 사회'가 되어야 한다. 정직한 사회는 정직한 사람들이 만들어 간다. 한 사람 한 사람이 정직하게 살아갈 때 그 사회 전체가 정직해진다.

정직한 사람은 떳떳하게 살아간다. 정직한 사람은 평안하게 살아간다. 또한 정직한 사람은 용기있게 살아간다. 정직은 타인에게 신뢰를 가져다준다. 정직은 사회를 밝게 만들어 간다. 정직은 그 사회에 꼼수가 들어오지 못하게 한다. 정직은 비겁함을 물리친다. 이런 것들은 바로 정직한 삶에서 얻을 수 있는 능력이다. 내가 쓴 수많은 글 중에는 '정직'이란 단어가 많이 들어간다. 그만큼 정직을 많이 생각하고 있는 내 자신을 보게 된다.

정직하지 못한 인간의 속성은 인간이 사는 곳에서는 늘 존재해 왔다. 그러나 정직만큼 우리 사회가 요구하는 덕목은 없을 것이다. 거짓으로 살아가는 사람들마저도 그 자녀들에겐 '정직하라'고 요구한다.

이렇게 정직했으면 좋겠다.

- 다른 사람들이 정직하지 못하다고 할지라도
- 다른 사람들이 정직할 것 같지 않더라도
- 다른 사람들이 정직할 수 없다고 할지라도

정직한 삶을 살기 위해서는 스스로의 노력이 필요하다. 공부를 정직하게 하는 것은 좋은 의사로서 살아가는 데 밑천이 된다.

087
좋아하는 것을 찾는 훈련

간혹 의예과에 적응을 못하는 학생들이 있다. 그들과 면담을 해 보면 두 가지가 느껴진다. 하나는, 자신의 의지와는 상관 없이 부모의 뜻에 의해 의예과에 들어왔다는 점이다. 또 하나는, 그렇다면 진정 좋아하는 것이 무엇이냐고 묻는 질문에 제대로 대답을 하지 못한다는 것이다.

때로는 정신과 치료를 받아야 할 만큼 무기력증에 빠져 있는 경우도 있다. 이런 학생들에게는 수업이 재미가 없다. 그저 출석을 해야 하니 강의실에 앉아 있는 것이다. 시험은 좋은 머리로 F를 받지 않을 만큼만 치른다. 학점도 나오고, 학교에도 나오니, 부모에게는 크게 문제가 되지 않는 것처럼 보인다. 그런 학생들의 부모와 상담을 하면 공통된 이야기를 한다. "어떻게 해서라도 본과에만 올라가면 그때는 공부를 하겠지요."라고 말이다. 근본적인 해결 없이 이런 미봉책을 제시하는 경우가 대부분이다.

위의 경우는 조금은 극단적인 예를 들어 본 것이다. 그런데, 정상적으로 학교를 다니는 학생들 중에서도 자신이 진짜 좋아하는 것이 무엇이고, 무엇을 잘할 수 있는지에 대한 생각이 별로 없는 경우가 많다. 이 문제는 매우 중요하다. 본과에 올라가 공부를 하면서 각 과에 대해 좀 더 자세히 알게 되고, 병원에서 임상실습을 하면서 자신이 하고 싶은 과를 선택하게 된다.

그런데 병원에서 과를 선택하는 데 있어서 그것을 결정하는 가장 중요한 요소가 '성적'이다. 성적순대로 인기과부터 비인기과로 순위가 매겨지는 경우가 많다. 그렇다고 자신이 하고 싶은 과의 선택이 꼭 성적에 의해서만 좌우되는 것은 아니다. 내가 보는 관점은 '자신이 좋아하는 것'과 '자신이 잘할 수 있는 것'에 대하여 자기확신이 가장 중요하다고 생각한다.

그런데 본과에 와서 공부를 해 보고 결정하는 것도 중요하지만, 의예과 시절부터 자기 스스로 좋아하는 것과 잘하는 것을 찾는 훈련이 시작되어야 한다. 의예과 시절부터 그런 훈련이 되어 있어야만 본과에 가서도 좀 더 정확하게 좋아하는 것을 찾을 수 있다. 이런 훈련이 없다면 자신이 선택한 과에 대해 후회하게 되는 날이 온다. 왜냐하면 자신이 좋아하는 것과 잘하는 것에 대해 정확한 자기확신 없이 결정되었기 때문이다. 의예과 시절은 그저 무의미하게 보내는 시간이 아니다. 의예과의 시간은 의예과생이 스스로 자기 자신을 성찰하고, '잘하는 것'과 '하고 싶은 것'을 찾는 훈련의 시간들이 되어야 한다.

088
다른 사람들보다 뛰어나다고?

"공부를 잘하면 인격도 뛰어날 것"이라는 편견과 착각이 우리 사회에 존재한다. 그런 사회적 선입관과 편견이 의대생들의 삶을 잘못 이해하게 만들기도 한다. "공부를 잘하면 착하다."라는 공식이 적용되던 시절도 있었다. 그러나 수많은 시간을 거치면서 이것은 잘못된 편견이라는 것을 깨닫게 되었다.

물론 공부뿐만 아니라 남들보다 뛰어난 재능을 가진 사람은 분명히 보통사람들과는 달라야 한다. 그것은 개인적 및 사회적 책무성이다. 그러나 간혹 그런 자신의 재능을 이용해서 남들을 이용하는 경우가 생긴다. 연예인의 경우에도 비슷한 문제를 일으키곤 한다. 학생들을 가르치다 보면 참 인격적으로 뛰어난 학생들이 있다.

나는 간혹 이런 학생을 볼 때마다 "보석 같은 녀석들"이라며 칭찬을 한다. 교수인 내가 배우고 싶은 인격을 가진 학생들도 있다. 그런데, 그렇지 못한 경우도 있다. 인성은 한 개인이 살아가면서 세상에 가장 큰 영향으로 작용하는 힘이다. 대학에 들어올 때까지 공부에만 치우친 삶을 되돌아보며 자신의 인격에 대해 수많은 성찰이 필요한 시기가 바로 의예과의 시간들이다.

좋은 인성, 좋은 성품은 존경받을 만한 행동으로 나타난다. 그것은 사회를 움직이는 힘이 된다. 단지 개인의 성품으로 끝나지 않는 힘이다. 성품은 많은 부분이 타고나며, 자라면서 환경에 의해 훈련되어진다. 그리고 자신의 노력에 의하여 변화된다.

간혹 왜곡된 학생들을 보고 있노라면 안타까움을 넘어, 사회적 문제로 인식된다. 한 개인의 잘못된 성품은 바로 사회적 문제로 비화되기 때문이다. 특히 사람을 다루는 직업인 의사의 경우는 더욱 큰 문제를 가져온다. 성품이 하루아침에 변화되지는 않겠지만, 꾸준히 노력해야 한다. 그것이 프로페셔널리즘(professionalism)에서 으뜸이 되는 요소이다. 의사의 진정한 프로페셔널리즘의 시작은 의예과에서부터 시작된다고 본다.

089
껍데기를 버려라

나는 간혹 "의대생의 탈을 벗어 버려!"라고 말하곤 한다. 그렇다면 의대생들이 쓰고 있는 탈은 무엇일까? 바로 '전국 최상위 0.1%'이다. '공부의 신', '천재', '영재', '넘사벽' 등 다양한 찬사의 소리들이 그들을 떠받든다. 동시에 많은 사람들의 부러움도 사고 있다. 그런 학생들이 모인 곳이 의예과이고, 의대이다.

그런데 자신의 이러한 사회적 인식에 따른 탈을 벗어 버리고 '자연인' 상태로 세상에 내보내졌을 때 과연 사람들은 그를 어떻게 볼까? 의예과 시절은 더욱 그렇다. 그저 고등학교 다닐 때까지 공부를 잘하던 사람에 불과하다. 이루어 놓은 것도 없고, 손에 쥔 것도 없다.

의예과 합격 소식에 환호하던 감격의 소리도 이제는 사라져 간다. 만일 의예과생이 어떤 문과생과 대화를 나누다 보면, 스스로 '나는 여태 뭐하고 살아서 이렇게 무식할까?'라는 자괴감마저 가질 수도 있다. 남들은 클래식 음악을 듣고 누구의 무슨 음악인지 쉽게 말한다. 이럴 땐 바보가 되어 황량한 벌판에 서 있는 자신을 보게 될 수도 있다. 내가 그랬다. 나는 의예과에 다닐 무렵 이런 자괴감으로 인해 한참 동안 헤맨 적이 있다.

의대생, 의예과생, 미래의 의사 등 수많은 수식어 뒤에 숨겨져 있는 자연인인 자신을 냉철하게 바라볼 필요가 있다. 지금 자연인 상태로 세상에 나간다면 의예과과 무엇이며, 의대가 무슨 의미를 부여할까? 그저 다른 사람들과 별 다를 바 없는 무능한 자연인으로 서 있는 자신의 모습을 보게 될 수도 있다.

따라서 자신의 내면을 살찌우는 노력이 필요하다. 절대로 그저 얻어지지 않는다. 지식도, 교양도, 능력도 스스로 노력해서 얻어야 한다. 그래야만 의대생의 탈을 벗었을 때도 다른 사람들을 이끌며, 다른 사람들로부터 인정을 받으며, 나아가 다른 사람들로부터 존경을 받게 된다. 타인에게 어떤 인정을 받느냐 하는 문제보다 본인 스스로 떳떳하고 당당하게 세상을 향해 나아갈 수 있는 것이다. 그대들이 쓰고 있는 의대생의 '탈'을 이제는 벗어 던질 때이다.

090

소문이 무서운 작은 커뮤니티, 의대

본과생들의 삶 깊숙이 들어가 보면 성적과 공부에 관련된 것 이외에서 많은 문제들로 인해 스트레스를 받고 있다. 그중 대표적인 것 중 하나가 의대라는 작은 커뮤니티로 인해 만들어지는 소문이다. 학생들은 학업 문제뿐만 아니라 일상생활에서 겪는 일반적인 문제들로 인해 시간과 에너지를 소비해야 할 때가 종종 있다.

아직 인격적으로 성숙하지 않은 학생들은 작은 커뮤니티 안에서 발생하는 작은 일들이 실제보다 더 크게 과장되거나 왜곡됨으로써 소문의 주인공이 되고 마는 일이 벌어지곤 한다. 함께 6년이라는 세월을 같은 공간에서 공부를 하며 지내게 될 동료이며, 더 나아가 병원에서 수련을 받을 때나 미래의 의사로서 사회에서 함께 살아갈 사람들이기에 이런 문제는 한 개인의 삶에 큰 영향을 끼칠 수 있으므로 매우 신중하게 대처할 필요가 있다.

특히 SNS 시대의 세상에서 살아가는 젊은 세대들에겐 SNS라는 매체가 이런 문제를 더 크게 만들고 마는 경향도 있다. "아무개가 이런 이런 상황에 있더라"라는 작은 말씨 하나가, 때로는 집단적 비난의 대상이 되고 왕따가 되는 경우도 있다. 이런 문제에 대해 의학

교육의 전문가들이 실제 연구를 진행하고 있다.

간혹 이런 문제로 학교생활을 힘들어하는 학생들이 상담을 해 온다. 학교와 교수들이 이런 문제에 대해 민감하게 대처하고 있지만, 밖으로 드러나지 않는 경우가 많아서 학생을 지도하는 교수들은 늘 신경을 곤두세우곤 한다. 그런데 이런 현상이 의예과에서도 간혹 발생하고 있으므로 학생, 교수, 대학이 이 부분에 대하여 많은 생각을 할 필요가 있다.

091
인생에서 20대 초반이란?

인생에서 20대 초반의 의미는 어떤 것일까? 신체적으로 성장이 끝났지만, 아직 사회적으론 이룬 것이 하나도 없는 불안정한 상태이다. 예전에는 20대가 되는 나이를 자신의 신분을 나타내는 관을 썼다고 해서 약관弱冠의 나이라고 했다. 현대사회에서 20대 초반이란 아직 공부를 해야 하고, 우리 사회의 경우에는 경제적인 독립을 이루지 못해 부모에게 의존해야 하는 단계이다. 그럼에도 불구하고 정신적으로는 어느덧 독립된 개체로서 세상을 살아가게 된다.

의예과의 시간을 보내야 하는 20대 초반을 나는 어떻게 보고 있을까? 의학적으로는 아직 신경계가 제대로 확립되지 않은 상태이지만, 가장 활성도가 높은 상태이다. 새로운 정보가 들어간다면 빠르게 저장이 된다. 또한, 수많은 정보를 동시에 수용할 수 있다. 비교적 머리가 좋은 의예과생의 경우는 더욱 그렇다.

대신, 아직 뇌의 안정도 측면에서 떨어지고, 정보는 빠르게 흡수하기 때문에 위험하게 느껴질 때도 있다. 새로운 것을 빠르게 받아들이지만, 그만큼 중독성이 강한 정보에 쉽게 빠지게 되고, 아직 정립되지 않은 사회관과 역사관 때문에 혼란을 겪기도 한다.

우리가 대학을 다니던 시절엔 하룻밤에 읽은 책 한 권 때문에 공산주의자나 사회주의자가 되기도 했고, 반독재투쟁에 발을 들였으며, 철학자의 책을 통해 새로운 세계에 입문하기도 했다. 책 한 권으로 선교사로 부름을 받기도 했고, 책 한 권으로 인생의 궤도를 수정한 친구들도 있었다. 이처럼 20대 초반의 정신세계는 불안정하지만, 새로운 정보에 민감하게 반응하는 시기이다. 그만큼 이런 시기에 받아들이는 정보는 매우 중요하다. 한 개인의 인생을 송두리째 바꾸어 놓을 수 있기 때문이다.

사랑에 빠지면 헤어나오지 못하는 이유도 여기에 있다. 친구와의 우정도 다른 나이에 비해 강하게 형성된다. 따라서 이 시기에 어떤 책을 접하느냐? 어떤 사람을 만나느냐? 하는 것은 매우 중요하다고 생각한다. 비단, 의예과 학생들에게만 국한된 이야기는 아니다. 그러나 나는 의예과 시절이 바로 20대 초반에 있기 때문에 이 이야기를 시작한 것이다.

의예과 시절에 보았던 책이나 영화, 이 시절에 만났던 친구와 선후배, 이 시기에 접하는 세상의 정보들이 그만큼 의예과와 의대 생활에 미치는 영향이 크다는 것이다. 결국 의사로 살아가는 데 큰 영향을 끼친다는 사실이다.

따라서 20대 초반의 의예과 시절은 단순하게 새로운 정보를 받아들이는 시기가 아니라 자신이 앞으로 의사로서 살아가는 데 있어 필요한 '인생의 가치'에 대하여 생각해 보는 시간들이고, 또 이런 삶의 고찰에 대한 외부적 영향을 가장 많이, 그리고 가장 강하게 받는 시기이기 때문에 이 시기에 어떤 책을 읽느냐? 어떤 사람을 만나느냐? 하는 문제는 매우 중요하다고 볼 수 있다. 이처럼 좋은 책과 사람을 만나는 것은 자신의 인생에서 큰 선물이다.

092
눈치를 보지 마라

우리 사회는 눈치를 보는 사회이다. '눈치'의 사전적 의미는 "남의 마음을 그때그때 상황으로 미루어 알아내는 것. 또는 속으로 생각하는 바가 겉으로 드러나는 어떤 태도"이다.(출처 : 네이버사전) 우리 사회에서는 남의 눈치를 보아야 하는 상황들이 많다. 사회적으로 잘못된 행동을 하면서 보는 눈치는 당연한 것이지만, 내가 말하고 싶은 눈치는 소신껏 하지 못하는 행위에 대한 것을 말하고 싶은 것이다.

의대 사회는 상당히 폐쇄된 사회이다. 대부분의 의과대학에서 의예과 2학년 때부터 같은 교실에서 획일적인 교육을 받게 되는 경우가 많다. 일부 과목들은 소규모로 이루어지지만, 대부분의 수업이 한 강의실에서 이루어지기 때문에 학생들은 매우 폐쇄된 공간에서 많은 시간을 보내야 한다.

이렇다 보니 학생들은 다른 친구들 눈치를 보아야 하는 상황이 많이 발생한다. 이런 분위기는 학습에서도 똑같이 적용된다. 본과에서는 거의 획일적인 교육의 틀에 짜인 대로 움직이는 것이 보통이지만, 그나마 의예과의 생활은 어느 정도 조절이 가능하다. 따라서 스스로 소신있게 학습할 수 있다. 남들이 하지 않는 과목도 배울 수 있고, 남들이 기피하는 과목도 수강신청을 할 수 있다. 물론, 요즈음 일부 대학에서는 선택의 폭을 매우 넓게 하여 학생들이 스스로 원하는 과목을 수강할 수 있도록 배려하고 있다. 매우 바람직한 일이라고 본다.

남들이 가지 않는 길을 가는 것은 분명히 보편적이지 않거나 대중적이지 않을 수 있다. 그럼에도 자신이 원하는 길을 스스로 선택하고 갈 수 있다면 이 또한 얼마나 값진 일인가? 간단한 수강신청에서부터 학습에 이르기까지 남의 눈치를 보지 않고 스스로 개척해 가는 것은 답답하고 지루할 수 있는 의대생활에서 새로운 활력이 될 수 있다. 뿐만 아니라 자신이 생각하는 삶의 목표를 이루기 위해 하나씩 준비해 갈 수 있는 비결이 되기도 한다. 현재 각 의과대학의 교육과정을 감안하면, 소신껏 공부할 것을 찾고, 결정하고, 실행할 수 있는 시간은 오직 의예과 때만 가능하다.

7장
함께 노력하자

093
교수들은 바쁘다

대학에 있는 교수들은 바쁘다. 승진도 해야 하고, 연봉을 제대로 받으려면 논문도 계속 써야 한다. 의대 교수들은 환자도 봐야 하고, 실험실에서 대학원생들도 꾸준히 지도해야 한다.

은퇴한 어느 교수님께서 그런 말씀을 하신다. "나는 좋은 시절에 교수를 했네."라고 말이다. 이제 교수는 직업으로서 매력있는 직업은 아니다. 스트레스도 많고, 시간도 없다.

교수의 본질은 '교육'에 있다. 교육 때문에 봉급을 받는다. '연구'와 '진료'는 그 다음 문제이다. 그런데 연구와 진료가 우선시되는 경우가 너무 많다. 따라서 교육은 뒷전인 경우가 발생한다. 그것을 아무리 부정하려고 해도 현실태는 그렇다. 학생들에게 애정을 갖고 있는 교수들이 대부분이지만, 교육 이외의 과중한 업무 때문에 교육에 대한 집중력이 떨어지는 시스템 안에 갇혀 있게 되는 것이다.

당연히 이렇게 바쁜 교수들에게 의예과는 눈 밖에 있을 수밖에 없다. 눈에 보이는 의학과(본과) 학생들의 교육에도 에너지를 쏟지 못하는데 눈에 보이지 않는 의예과생들의 교육이나 지도에는 소홀할 수밖에 없다.

대학은 교수들이 학생 교육에 더 많은 시간과 에너지를 쓸 수 있는 제도적 장치를 마련해야 한다. 그런 노력 없이 좋은 교육을 꿈꾸는 것은 잘못된 것이다. 현재 시스템이라면 교수들의 애정만으로 좋은 교육을 시키는 데는 한계가 있다.

그럼에도 불구하고 수많은 교수가 좋은 교육을 위해 노력한다. 그들의 노력이 없었다면 지금의 의과대학도 없었을 것이다. 비단 개인의 만족감 때문은 아닌 듯하다. 좋은 의사를 길러내는 일에 의과대학 교수들은 시간과 에너지를 사용하는 것이다.

교육의 결과는 몇 년 또는 수년(?) 만에 나오는 것이 아니다. 몇 십 년 혹은 수십 년이 흐른 후에야 그 결과가 나타나기 때문에 교육의 결과를 피드백하는 것은 결코 쉽지 않다. 그렇기 때문에 수많은 교수가 더욱 더 노력하고 있는지도 모른다. 그만큼 의학 교육은 살얼음판을 걷는 것처럼 조심스럽게 한 발 한 발 내딛는 일이다. 교수들의 학생에 대한 애정만큼은 아마도 다른 학과에서는 상상도 못할 것이다.

따라서 의과대학 교수들의 교육에 대한 노력과 열정을 끌어내리는 현재의 시스템 개선은 절대적으로 필요한 부분이다.

094
교수들의 애정만으론 한계가 있다

의예과 교육을 비롯한 의학 교육이 단지 교수들의 노력만으로 이루어지는 것은 아니다. 교수, 학생, 그리고 대학뿐만 아니라 학부모와 우리 사회가 함께 노력해야만 한다. 교수들의 애정만으로는 한계가 있기 때문이다.

십수년 동안 한국의 의학 교육은 장족의 발전을 이루었다. 이 배경에는 '평가인증'이 자리잡고 있다. 전세계적으로 통용되는 의학교육평가 시스템은 세계의학교육연합회(WFME, World Federation for Medical Education)에서 시행하는 의학교육평가인증기준이다. 물론 우리나라에도 한국의학교육평가원(의평원)이 있고, 의학교육평가인증기준도 갖고 있다.

국내 41개 의과대학은 이 기준에 맞춘 평가인증을 받고 있다. 의학교육평가인증기준이란 총 6개 영역(대학운영체계, 기본의학교육과정, 학생, 교수, 시설 · 설비, 졸업 후 교육)에 대하여 평가를 받는 해를 기준으로 지난 2년 동안 이루어진 내용들을 평가받게 되고, 의평원으로부터 평가 결과에 따라 '인증', '불인증', '인증유예' 등의 결정이 내려진다.

이 평가인증은 의과대학을 서열화하려는 것이 절대로 아니다. 또한, 평가인증을 잘 받았다고 무조건 좋은 대학이다라고 볼 수도 없다. 그렇지만, 좋은 평가를 받았다는 것은 그만큼 교육 시스템을 잘 갖추고 학생 교육을 위한 제반사항들이 잘 되어 있다는 것을 의미한다.

따라서 각 의과대학들은 평가인증에 혼신의 노력을 다한다. 이를 위해 재정을 투자하고, 시스템을 바꾸고, 필요한 전문 인력들을 배치한다. 또한 교수들이 이런 일에 시간과 에너지를 지속적으로 써야 한다. 단순히 건물을 짓는다고 해결되는 것은 아니기 때문이다. 기본적으로 하드웨어를 갖추어야 하지만, 중요한 것은 소프트웨어를 함께 갖추어야 하기 때문이다. 이런 소프트웨어 준비에는 시간이 필요하고, 교수와 학생들의 동참이 필요하다. 그리고 대학 차원의 전폭적인 지원도 절실하다.

의과대학에 대한 평가인증 제도가 도입되고 나서 크게 두 번의 평가인증을 거치면서 의과대학의 교육시스템은 상상도 하지 못할 정도로 바뀌었다. 매년 평가인증에서 평가위원으로 활동하는 내 입장에서도 대학이 변화하고 있는 모습이 눈에 보이기 때문에 쉽게 실감되는 부분이다.

내가 주로 담당하는 기본의학교육 과정은 예전에는 생각도 할 수 없었던 시스템으로 변화되었다. 아마도 의과대학 밖에서 의과대학을 들여다본다면 교육적 측면에서 다른 학과들은 상상도 하지 못할 수준이 되어 버렸다(물론 최근에 다른 학과들도 평가인증 제도가 도입되었다). 대학에 따라서 차이가 있긴 하지만 국내 의과대학들은 완전히 변해 있다고 보면 된다.

그러나 이런 교육 시스템이 아무리 변했다고 할지라도, 또한 교수들의 애정이 크다고 할지라도, 교육의 수혜자인 학생이 변하지 않는다면 무용지물이 되는 것이다. 물론 시스템이 제대로 작동되면 학생들은 그 안에서 쉽게 동화되고 교육될 것이다. 그럼에도 불구하고, 학생 스스로의 학습에 대한 노력이 필요하다고 할 것이다. 이것은 비단 본과에서만의 문제가 아니다. 상대적으로 시간적 여유가 많은 의예과 학생들이 스스로 찾아서 학습하는 능력을 길러내지 못한다면 본과에서의 학업성취도도 많이 떨어지게 될 것이다.

교양과 자연과학 과목을 주로 배우는 의예과생들의 경우는 아직 '의학'이라는 학문과 동떨어져 있다는 느낌 때문에 이런 과목의 무게감을 크게 느끼지 않는 경우가 많다. 반복적으로 이야기하는 것이지만, 절대로 그렇지 않다. 중요하지 않은 의예과 과목이란 없다. 더 나아가 의예과생 스스로 필요한 학문 분야를 찾고 그 분야에 대한 지식을 쌓는 과정에 시간과 에너지를 쓴다면 본과에서의 학업성취는 극대화될 것이며, 나아가 후에 의사로서 살아가는 데 큰 밑거름이 될 것이다.

095
스스로 하지 않으면 소용이 없다

앞서 나는 스스로 학문 분야를 찾고 그 분야에 대한 지식을 쌓는 과정이 의예과 과정이라고 말하였다. 많은 의예과 학생들이 이 부분에 대하여 잘 이해하지 못하는 것을 본다. '왜 더 해야 하지?'라든가, '도대체 무엇을 어떻게 공부하라는 말이야?'라고 되묻는 느낌을 준다.

사실 스스로 필요한 것을 찾고 학습하는 습관이 전혀 없는 한국의 고등학교 졸업생들의 현실을 그대로 보여 준다. 초 · 중 · 고를 다니면서 스스로 학습하는 훈련이 거의 없는 우리의 교육환경에선 자연스러운 일이겠지만, 안타까운 일이 아닐 수 없다. 그저 떠먹여 주는 교육을 받아 온 학생들을 나무랄 수 없는 노릇이다.

더욱이 '학점이나 취득하면 되지'라고 생각하는 많은 학생들에게 스스로 필요한 것을 찾아서 공부해 보라는 주문은 외계인의 소리로 들릴 수도 있을 것이다. 그럼에도 불구하고 나는 꾸준히 이런 주문을 학생들에게 해 댄다.

스스로 의학을 배울 준비를 하지 못하면 주어진 지식만 머릿속에 넣는 바보가 될지도 모른다. 스스로 하지 않으면 아무 소용이 없다.

096

바라는 것은 단순하다

의예과생 본인과 학교, 그리고 교수들이 함께 노력해서 얻어야 하는 것이 바로 의예과 교육과정이다. 좋은 교육과정을 만들고, 이를 효율적으로 운영하여 학생들의 역량을 극대화할 수 있는 그런 시스템 안에 학생, 교수, 학교가 존재해야 한다.

내가 이런 글을 쓰는 이유도 바로 거기에 있다. 의예과 과정은 의학을 배우기 위한 전 단계이고, 이 과정을 통해 분명하게 쌓아야 할 역량들을 쌓은 후 의학과에 진입해야 한다.

그저 낭비되는 시간으로 만들어서는 안 된다. 의학 전체를 배우는 의학과 4년 과정의 정확하게 절반인 2년이란 시간이 주어진다. 그것도 인생에서 가장 황금기라고 할 수 있는 20대 초반에 주어진 시간들이다. 이 시간에 어떤 인생을 살아가느냐에 따라 각자의 운명이 달라질 수 있다. 자신의 운명을 좌지우지할 수 있는 시간들이다.

따라서 바라는 것은 단순하다.

의예과 시간을 아낌없이 쓰라고 말하고 싶다. 시간 지난 후에 아쉬움이 남거나 후회하는 일이 없도록 자신이 스스로 계획하고 사용하라는 뜻이다.

인생은 돌아다보면 늘 아쉬운 대목이 있기 마련이겠지만, 그나마 자신이 계획하고 최선을 다하는 삶을 살았다면 아마도 큰 후회는 하지 않을 것이다. 인생에서 2년이란 시간은 너무 짧기 때문이다. 그런데 그 짧은 시간이 인생에서 대단히 중요한(영어로 표현하자면 critical) 시기이다.

따라서 시간이 지나고 나서 아쉬움이 남거나 후회하거나, 더 나아가 합리화하거나 핑계를 대는 삶이어서는 안 된다. 스스로 생각하고, 계획하고, 실천하는 삶이어야 한다. 그것이 좋은 결과를 만들어 내는 미래로 가는 첫걸음이기 때문이다.

097
제대로 학생을 뽑고 있나?

입시지옥 한국에서 학생 선발은 첨예한 문제이다. 입시전형에 따라 수많은 학생과 학부모들은 환호와 탄식을 내뱉는다. 각 대학마다 입학전형위원회가 있고, 그 위원회를 통해 입시 관련 문제가 다루어진다.

의과대학이라고 예외는 아니다. 입시의 중요성을 알고 있기 때문에 바쁜 교수들이 이 일에 시간과 에너지를 쓰고 있다. 의과대학 교수들은 한마디로 "똑똑하고 괜찮은 녀석들을 뽑고 싶다."라고 말한다. 그렇다면 누가 똑똑한 학생이며, 누가 괜찮은 학생인가?라는 질문을 던질 수밖에 없다.

우리 사회에는 시험을 통한 서열화, 즉 줄세우기를 하는 것 이외에는 객관적인 평가가 없는 실정이다. 결국 학교에서 성적이 좋은 학생과 수능에서 성적이 좋은 학생을 '똑똑한 학생'으로 분류하는 것이다. 물론 수시전형에서는 또 다른 시도를 해 보는 곳들도 많다. 그러나 우리 사회는 어떠한 전형이 나오든지 간에 거기에 맞추는 능력(?)을 발휘한다. 입학사정관 제도도 마찬가지다.

내가 재직 중인 대학에선 이미 입학사정관 제도를 적용해 왔으나,

의과대학은 그렇지 못했다. 나도 입학전형위원회에서 활동 중인데, 이번에 처음으로 입학사정관 제도를 도입한다. 좀 솔직하게 말하자면, 입학사정관 제도를 통해 우리가 원하는 '좋은 학생'을 뽑겠다는 의지보다는 대학의 인지도를 올리는 데 한 몫을 하리라는 생각 때문에 시도하는 듯한 인상을 받는다. 안타까운 일이지만, 그것이 우리 사회의 현실이다.

그렇다 보니 정말 학생 선발을 제대로 하는가?라는 의문을 계속 던지게 되는 것이다. 입학사정관 제도가 좋다 나쁘다를 이야기하려는 게 아니다. 고등학교 성적이 좋다고, 수능성적이 높다고 과연 '좋은 의사'로 길러내기 위한 '좋은 학생'이 맞는가? 하는 질문을 계속해서 던지는 것이다.

대학 스스로 이 문제의 근본적인 해결을 위해 노력해야 하지 않을까? 하는 생각을 계속 하고 있는 것이다.

098
전공과 선택 준비는 의예과부터 시작된다

인생을 살아가다 보면 우리의 삶은 '선택(choice)의 연속'임을 알 수 있다. 그 선택도 항상 'get(취함, 얻음)'만 있는 것이 아니다. 우리는 선택에서 'cut(자름, 버림)'이 더 필요한지도 모른다. 대학교에 들어온, 그것도 의과대학에 들어온 학생들은 성인의 단계에 들어서는 인생의 길목에서 선택의 훈련이 절대적으로 필요하다. 이것은 비단 의대생에게만 요구되는 것이 아닌 모든 사람에게 적용되는 보편적인 진리이다.

학생들은 의예과에 들어오기 전부터 나름대로 미래에 대한 생각을 하게 된다. 물론 조금은 막연하겠지만, 자신이 동경하는 분야에 대한 생각은 다들 갖고 있다. 의예과를 다니면서 선배들의 모습을 보게 되고, 이런저런 정보를 접하면서 다시 자신의 미래 설계를 수정한다.

본과에 올라와 실제 기초의학과 임상의학을 배우면서 학생들의 생각은 재수정되고 점점 자신의 미래를 구체화하게 된다. 물론 졸업을 한 후에 인턴을 하면서도 궤도가 재수정되고, 수련의 과정 중에도 계속해서 재수정되기도 한다. 많은 의사들은 자신의 선택에 대해 만족하지만, 그렇지 못한 경우도 허다하다.

따라서 자신의 미래 전공과에 대한 '선택'의 문제는 의예과에서부터 차곡차곡 쌓아 가야 한다. 그래야만 궤도를 재수정하면서 소요될 에너지와 시간을 아낄 수 있다. 전공과 선택의 준비 단계로서 의예과 시절에 정확하게 결정을 내릴 수는 없지만, 준비 단계로서 몇 가지 유념해야 할 것들은 있다.

첫째로, 구체적으로 '무슨 과를 하겠다'라고 확정짓는 단계가 아닌, '내가 잘하는 것'과 '내가 좋아하는 것'을 찾는 훈련의 기간으로 보면 된다. 이 두 가지에 대한 것은 본과에 와서도 마찬가지다. 기초의학과 임상의학을 배워 가면서, 또 임상실습을 통해 의학에 더 구체적으로 접근하는 과정에서도 '잘하는 것'과 '좋아하는 것'을 지속적으로 찾아가는 훈련 과정이 필요하다. 이 훈련의 시작을 본과 과정으로 미루면 안 된다. 의예과 과정에서부터 늘 자신을 들여다보는 능력을 길러 가야 한다.

둘째로, 과를 선택하는 데 있어서 적성도 중요하고, 동기도 중요하고, 인성도 중요하지만 경쟁이 붙었을 때는 늘 성적이 선발을 좌우하게 된다. 안타까운 일이지만, 많은 의대 교수들은 '공부를 잘하는 학생이 성실하다'라는 생각을 갖고 있기 때문에 성적이 높은 학생을 우선시하는 경향이 강하다. 교수들은 학습 태도가 결국 의료의 행위 과정에 영향을 줄 것으로 생각하기 때문이다. 따라서 의예과에서부터 성적을 관리하는 일도 매우 중요하다.

셋째로, 수많은 선배들의 삶을 들여다볼 수 있어야 한다. 사회적으로 의사의 사회적 지위가 높다고 생각하지만, 실제로 의사들이 하는 일은 그리 고급스러운 일이 아니다. 따라서 의사로서 의료행위를 통한 삶의 '가치'를 어떻게 추구하며, 또한 그것이 자신의 삶에 얼마나 만족감을 주는지에 대해 아직 경험을 해 보지 않은 의예과생들은 선배들의 삶을 통해 배워 가게 되는 것이다. 따라서 멀리서 피상적으로 보는 것보다는 가까이서 구체적으로 관찰하는 것이 필요하다. 나는 학생들이 방학 기간을 통해 인턴십 과정으로 이런 경험들을 해 보라고 권하고 싶다.

넷째로, 의예과 과정에서 배우는 자연과학 계열의 과목에 최선을 다하라고 권하고 싶다. 의학과 별로 관련이 없을 듯한 과목들이지만, 나중에 자신이 선택한 길에서 기초학문인 자연과학 지식이 얼마나 크게 활용될지는 상상도 못할 것이다. 즉, 단순히 좋아하는 것이 아닌 잘하는 것을 생각할 때 자연과학 지식은 큰 영향을 가져다주기 때문이다. 의예과 2년 동안 주어진 수많은 기초 지식들은 자신의 미래에 큰 밑거름이 될 수 있기 때문에 절대로 소홀히 해서는 안 된다.

이렇듯 자신의 미래를 준비하는 과정에서 의예과는 선택하는 능력을 기르는 훈련의 시작이고, 훈련의 과정이 된다.

099
본과에서 공부 잘하는 법

의대생들이 '공부 잘하는 법'이란 좀 선정적인(?) 제목을 붙여 보았다. 이것이 비단 의대생에게만 적용되는 말은 아닐 것이다. 공부를 하는 모든 학생들에게, 아니 취업을 준비하는 취준생들에게도 적용될 수 있는 말이다. 의예과생들은 누구나 그런 생각을 한다. '본과에 올라가면 고등학교 때처럼 공부도 열심히 하고 나름대로 좋은 성적을 받아야지'라고 말이다.

이 글은 나의 주관적인 의견이기 때문에 모든 공부하는 학생들에게 적용되지 않을 수도 있지만, 그럼에도 불구하고 이렇게 적는다. 글의 제목을 '좋은 성적을 받는 법'이라고 표현하지 않고, '공부 잘하는 법'이라고 쓴 이유는, 나는 학생들의 성적에 별로 관심이 없고, 학업 성취에 관심이 집중되어 있기 때문이다. 공부工夫란 "학문이나 기술을 배우고 익힘."이란 뜻이다. 공부란 성적을 받기 위한 과정도 수단도 아니다. 그 분야의 학문이나 기술을 배우고 익히는 것이다. "공부 잘하는 것 = 높은 성적을 받는 것"이란 공식을 생각하지 말자는 뜻이다. 의대에서 공부를 잘하는 것은 "의학적 지식과 술기를 쌓아 가는 것"이다.

사실 의대에 들어온 학생들은 공부를 잘하고 열심히 한다. 일반 사람들은 의대생을 '공부의 신'이라고 표현한다. 의예과생들은 스스로 그것이 말도 안 된다는 것을 잘 알고 있다. 이런 의예과생들에 대한 사회적 인식에도 불구하고, 실제로 의대생들은 본과에 들어오면 공부하는 것을 매우 힘들어 한다. 의예과 과정 없이 바로 의전원에 들어온 학생들은 더욱 더 힘들어 하는 것을 볼 수 있었다. 나이가 더 많기 때문일까? 아무튼, 공부를 힘들어 하는 학생들을 보면서 공부를 더 잘하는 법을 생각해 본다.

정답부터 말하자면, 정답은 바로 '집중력을 유지하는 것'이다. 그렇다면 집중력을 유지하지 못하는 이유는 무엇일까? 그것만 해결된다면 머리가 좋은 의대생들이 공부를 못할 이유가 없어지는 것이다. 소위 공부를 잘한다고 하는 학생들을 살펴보면 답은 쉽게 나온다.

집중력을 상실하게 되는 가장 큰 이유는 바깥세상(?)에 대한 막연한 동경과 미련이다. 의대는 수도원과 같은 곳이다. 의학에 전념해야 하는 운명을 지닌 사람들이 모인 곳이다. 그런데 자꾸 세상의 일에 관심이 많다 보면 공부의 집중력이 떨어진다. 젊기 때문에 아직도 바깥세상의 즐거움에 대한 미련이 남아 있기 마련이다. 프로야구도 보고 싶을 테고, 드라마도 보고 싶을 것이다. 물론 이런 것을 즐기면서 공부를 잘할 수 있는 학생들이 많겠지만, 그런 시간들을 절약한다면 훨씬 더 잘할 수 있지 않을까? 이 대목에서 중요한 것 중 하나가 '스마트폰'이다. 수업 중에 스마트폰을 들여다보는 일은 학업 성취를 완전히 떨어뜨린다.

또한 자신의 관리가 중요하다. 자신의 관리 중 중요한 것은 '건강'이다. 육체의 컨디션을 최상으로 유지하는 것이 공부를 잘할 수 있는 비결이다. 건강해야 지각이나 결석을 하지 않는다. 잦은 지각이나 결석은 학습 자체에도 문제가 될 뿐만 아니라 스스로의 자존감을 떨어뜨려서 학습의 효과를 떨어뜨린다. 또한 좋은 컨디션을 유지하기 위해서는 일정한 수면시간을 유지하는 것이 매우 중요하다. 시험이 있을 때나 없을 때나 일정한 수면시간을 유지하는 것은 매우 중요하다. 시험 전날 잠을 자지 않는 습관은 장기적으로 보면 의대 공부에서 방해 요소가 된다.

자기관리 중 중요한 것이 시간관리이다. 시간을 잘 활용하는 것은 주어진 시간을 버는 길이다. 누구에게나 주어진 시간은 똑같다. 자신이 어떻게 활용하느냐에 따라 시간이 더 많아지기도 하고 줄어들기도 한다. 특히 쉬는 시간은 매우 중요하다. 동아리 활동이나 취미생활도 삶 가운데 중요하지만 당분간은 접어두는 것이 더 미래지향적이다. 의대생이 공부를 게으르게 하는 것은 결국 개인의 손해를 넘어 사회적 · 국가적 손실로 이어진다는 생각을 해야 한다.

나중으로 미루지 않는 반복학습은 매우 중요하다. 수업이 끝난 후 수업자료를 쭉 훑어보는 것만으로도 엄청난 반복학습의 효과가 있다. 사실 두 시간짜리 강의안을 쭉 훑어보는 데는 채 5분이 걸리지 않는다. 그러나 공부효과는 두 시간 이상의 효과가 생긴다. 이 부분에 대해 학생들에게 아무리 강조를 해도 실제로 강의 직후에 강의안을 반복하는 학생은 채 10%도 되지 않는다. 나는 학생들에게는 이야기한다. "첫째는 수업 시간에 이해하는 데 중점을 두고, 수업이 끝나면 쉬는 시간에 빠르게 리뷰를 하고, 저녁 시간에 다시 천천히 리뷰를 하라."고 말이다. 사실 그렇게 공부를 하면 시험날짜에 닥쳐서 그렇게 힘들어 할 필요가 없어진다.

위에서 말한 것들은 주로 습관에 관련된 것들이다. 사실 좋은 학업 성취를 위해서는 좀 더 좋은 DNA를 가져야 한다. 대부분의 의대생들은 모두 머리 좋은 DNA를 가지고 태어났다고 본다. 따라서 좋은 습관을 가진다면 의대 공부가 쉽고 재미있을 것이다. 사실 이것을 모르는 학생은 없겠지만, 실제로 학생들을 보면 '아는 것만큼 실천하지 않는다'라는 것을 느끼게 된다. 교수들이 학생의 능력보다 태도를 중요시하는 이유가 여기에 있다.

글을 마무리하며

수년 전에 미리 책 제목을 써 놓았고, 오랫동안 글을 써온 것은 사실이지만, 실제로 글을 쓸 시간이 그리 많지는 않았다. 더 많이 고증하고 연구했어야 함에도 시간에 쫓겨 급하게 글을 마무리한 것이 사실이다.

의예과 2년이라는 시간 속에 나의 모든 시각을 집중하다 보니 이야기의 폭이 좁아진 느낌도 든다. 그렇지만 좋은 의사로 살아가는 데 있어서 의예과 과정의 중요성에 대한 나의 마음이 잘 전달되었으면 하는 바람이다.

내 나름대로 대학에 다닐 때부터 시작해서 대학교수로 살아오는 동안, 아니 지금 이 순간까지 고민해 오던 문제를 정리해 보았지만, 내 개인적인 주장이 너무 많아 보이는 것은 문제인 것 같다. 또한 좀 더 화려한 필체가 아닌 부분도 마음에 걸린다. 내 나름대로는 그냥 진정성 있게 썼다고 할지라도 실제로 읽는 분들에게 시원함보다는 답답한 화두만 던지는 것은 아닌가 하는 우려의 마음도 있다. 그렇지만 이렇게 오랫동안 고민해 왔던 문제를 일단 정리하는 데 의미를 두고자 한다.

책이 나오기까지 많은 영감을 준 두 아들과 편집 과정에서 도움을 준 의학교육학교실의 유효현 교수, 그리고 전북대학교출판문화원 이진영 선생께도 감사의 뜻을 전하는 바이다. 그리고 집안일을 전혀 도와주지 못하는 못난 남편을 늘 격려하고 도와주는 아내에게 진심으로 감사의 마음을 전한다.

2017년 5월 1일

김 형 태

의예과생과 나누고 싶은 **99**가지 이야기

의사의 미래,
의예과에 달려 있다

지은이 김형태
펴낸이 이남호
펴낸곳 전북대학교출판문화원

초판 1쇄 인쇄 2017. 5. 10
초판 1쇄 발행 2017. 5. 15

전북대학교출판문화원 전라북도 전주시 완산구 어진길 32 (풍남동2가)
전화 (063) 219-5321~2
FAX (063) 219-5323
출판등록 2012년 8월 20일 제465-2012-000021호

저자 및 출판사의 허락 없이 이 책의 일부 또는 전부를 무단 복제 · 전재 · 발췌할 수 없습니다.
잘못된 책은 바꿔 드립니다.

값 15,000원

ISBN 979-11-87892-16-8 13510

이 도서의 국립중앙도서관 출판예정도서목록(CIP)은 서지정보유통지원시스템 홈페이지(http://seoji.nl.go.kr)와 국가자료공동목록시스템(http://www.nl.go.kr/kolisnet)에서 이용하실 수 있습니다. (CIP제어번호 : CIP2017010555)